JN059465

骨盤・股関節の医学

すべての
不調・痛みを
治療改善！

山口正貴
Yamaguchi Masataka
東京大学医学部附属病院
リハビリテーション部理学療法士

さくら舎

はじめに——骨盤をめぐる大きな間違い

骨盤《こつばん》は身体の上半身と下半身をつなぐ重要なパーツなので、骨盤が歪《ゆが》むと身体全体に歪みが生じてしまいます。その結果、太りやすい、ねこ背になる、O脚やX脚になるなど見た目の問題だけでなく、腰痛、肩こり、膝《ひざ》の痛み、外反母趾《がいはんぼし》など関節や筋肉の問題が生じたり、尿もれというデリケートな問題や疲れやすくなるなど、全身にあらゆる不調を招いてしまいます。そのため、骨盤を矯正《きょうせい》して、美しい姿勢を手に入れて、不調を改善しましょう。……

というのはすべて間違いです。

立っているときの美しい姿勢、正しい姿勢には骨盤を立てることが大切です。

正しい座り方も骨盤を立てることがカギとなります。

このように「骨盤は立たせたほうがよい」という考えも正しくはありません。

もしこれを聞いて「え?」と驚かれた人は、すでに不調の渦《うず》に入りこんでいるか、もしくはそのリスクがある人です。

骨盤を矯正したほうがよいとか、骨盤は立たせたほうがよいという考えや思いこみが、むしろ不調を生むことになっていたとしたら……。

私は東京大学医学部附属病院に勤務する現役の理学療法士です。日々多くの患者さんのリハビリテーションに従事していますが、骨盤に関して誤解されている人がとても多いと感じています。

骨盤が歪んでいるというと、骨盤がズレている、骨盤がねじれている、骨盤が傾いている、などのように骨盤自体に問題があり、それが全身に波及しているように思われているかもしれませんが、それは逆です。

骨盤が歪むから全身に波及するのではなく、**全身のうちのどこかに問題があって、それが骨盤の傾きとして表れているだけなのです。**

よい姿勢には骨盤を立てることが必要です。それは正しいです。ですが骨盤を立てることがよい姿勢であるかというと、必ずしもそうとは言えないのです。
そもそも自分の骨盤の傾きや動きがよいのか悪いのかもわかっていない人がほとんどです。わかっていないのに、ただ骨盤を立たせようとしていたら不調の渦に自分から入りこんでいくようなものです
まずは自分の骨盤がどのような状態なのかを知るところから始めなければなりません。

骨盤には立たせることのメリットとデメリットの両方が存在します。

メディアや書籍の影響もあり、骨盤を立たせた姿勢が「善」、骨盤を寝かせた姿勢が「悪」、と思っていたらそれは間違いです。

骨盤を寝かせることは、デメリットだけでなくメリットも当然存在します。

人の営《いとな》みにおいて骨盤の動きすべてが必要であって、不要なものはないのです。

だからまずは骨盤を立てたほうがよいという思いこみの呪縛《じゅばく》を解きましょう。

そして、自分の骨盤の動きがよいのか悪いのかを理解しましょう。

さらに、正しい骨盤の動かし方を理解し、それを実行しましょう。そうすれば、いま不調がある方は不調の渦から浮上し、改善の上昇気流に乗ることができますし、ときどき不調がある方やいまは不調がない方も上昇気流に乗り続けたまま不調の渦に飲みこまれるのを予防することができます。

ただ、ここで、もう一つ大事なことがあります。

それは骨盤の動きに密接に関係している上の背骨と下の股関節《こかんせつ》の動きが正しく機能しているかどうかです。

背骨と股関節が適切に動いていないと骨盤の動きは必ず制限されます。

背骨の動きが悪ければ、骨盤の動きも悪くなり、股関節に負担が回って二次的に機能不全を起こします。

反対に股関節の動きが悪ければ、骨盤の動きも悪くなり、背骨に負担が回るといったように機能不全がそれぞれ波及していきます。そのため、背骨と股関節の機能を改善することがとても重要です。

背骨と股関節の機能低下があると骨盤を立たせることはできません。

もし立たせられたとしても、一見立たせられているようで実は正しく立たせられていないか、もしくは無理をして立たせているかのどちらかです。

その正しくない状態が続くと不調が生じてしまいます。

姿勢を気にするあまり中途半端に骨盤を立てて痛みや不調に悩んでいる方がとても多いです。

自分の背骨と股関節の状態を理解していない状況で骨盤だけを意識していたら悪くなることはあってもよくなる可能性はとても低いです。

だから自分の背骨と股関節のことを正しく理解することが大切です。

ただ厄介《やっかい》なことがあります。背骨や股関節はわかりやすいようで、わかりにくい関節であるということです。

どういうことかと言うと、背骨も股関節も関節の自由度が高く、構造上あらゆる方向に動かすことができる関節です。自由自在に動かせる関節は、その自由さが仇《あだ》となって、微細な変化には気づきにくくなるため、わかりにくい関節ということです。

だから知らない間に微細な変化が蓄積していき、気づいたときには、痛みや変形を伴っている人が多いです。それが背骨や股関節です。

自分の身体は知っているようで知らないことが多いものです。でもそれに気づかなければ治《なお》すことはできません。本人が気づかなければ、世の中に流通している「これだけやればよい！」という運動をしてもなかなか治りません。腰痛、肩こり、頸部痛《けいぶつう》、関節痛などすべてに当てはまります。自分の身体の何が悪くて、何が問題なのかを理解しなければ、たとえよくなったとしても一時的で不調はまたやってきます。当たり前のことですが、根源にアプローチしてはじめて治すことができます。だからまずは自分の身体を理解することが必要です。

本書でも当然、背骨と股関節の機能を改善する方法をご提案していきます。

ただ、前述のとおり提示された運動をするだけでは効果は半減します。自分の身体を理解しなければなりません。

では、わかりにくい背骨と股関節の機能低下を理解するためにはどうすればよいのか。それぞれの関節の動きや筋肉の状態を詳細に評価する必要があります。ですが、正直なところそれは限られた専門家でなければ難しいです。

そこで、自分でも簡単に理解できるようにするために、本書では「ある部分」に注目をしていただきます。

動いているようで動いていない「ある部分」です。

背骨と股関節の間にある「ある部分」です。

そうです、「骨盤」です。

骨盤にも関節はありますが、とても頑丈でそれ自体はほとんど動きません。つまり、自由度が低い構造ですので、微細な変化に気づきやすい関節となります。極端に言ってしまえば骨盤は一つの骨として考えてもいいくらいです。

そのため、**骨盤に注目するだけで、簡単に背骨や股関節の微細な変化にも早く気づくことがで**

きます。

いわば骨盤は、身体の中の問題点を早くわかりやすく教えてくれる先生のような存在と思ってください。

骨格の基盤である背骨・骨盤・股関節の機能低下は全身の痛みや不調を招いてしまいます。だから、他の関節に不調が波及してしまう前に対処することが大切です。その道しるべとなってくれるのが「骨盤」です。もちろん、骨盤はわかりやすいとはいえ、どのように確認すればいいかポイントがわからなければ自分の身体を理解することはできません。

本書では、そのポイントをわかりやすくお伝えし、骨盤の傾きや動きから自分の身体の問題点を読み解き、正しく自分の身体のことを理解することで、背骨や股関節、ひいては他の関節の機能改善や不調の改善に役立てていただければと思っております。

ではさっそく、**自分の身体の本当の問題点と改善策を「骨盤」から教えてもらいましょう。**

◎目次

第1章　もっと知りたい身体の中心部

「骨盤」入門

「背骨」入門

第2章　いち早く不調に気づくために

第3章　骨盤タイプで自分の身体の問題が明らかに

第4章 骨盤改善プログラム

第5章　骨盤を味方にする日常生活術

骨盤・股関節の医学

——すべての不調・痛みを治療改善！

骨盤の構造

前面

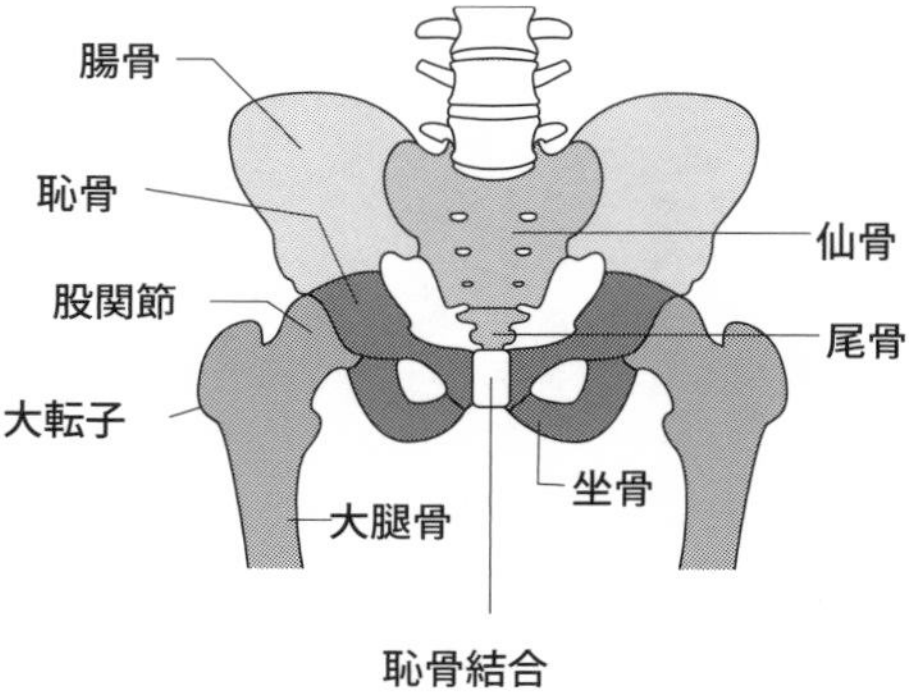
腸骨
恥骨
股関節
大転子
大腿骨
仙骨
尾骨
坐骨
恥骨結合

後面

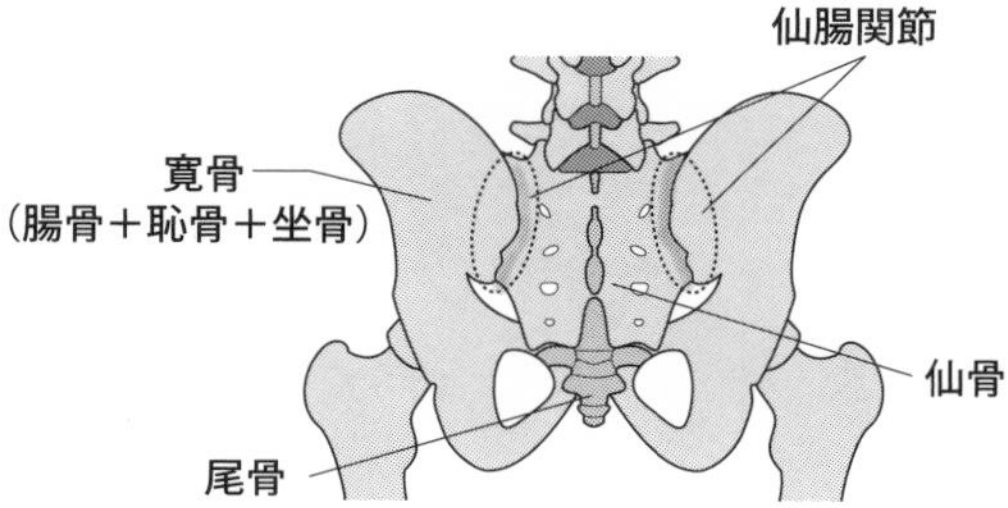
仙腸関節
寛骨
（腸骨＋恥骨＋坐骨）
仙骨
尾骨

プロローグ　骨盤が教えてくれること

■骨盤は歪むってホント？

よく「骨盤が歪《ゆが》んでいる」「骨盤がゆるんでいる」というフレーズを耳にしたことがあるかと思います。私は患者さんから「私は骨盤が歪んでいるみたいなんですよ」と過去に言われた経験がある人によく出会います。ほかにも「仙腸関節《せんちょうかんせつ》がズレている」「恥《ち》骨結合《こつけつごう》がズレている」といった具体的な表現をされた方もいます。骨盤は本当に歪んだり、ゆるんだりするのでしょうか？

結論から言うと、骨盤は歪みません。

骨盤には仙骨《せんこつ》と左右の寛骨《かんこつ》との間に仙腸関節という関節がそれぞれあります。イメージとしては、仙骨を左右から寛骨で挟んでいる状態です。また、関節ではないですが左右の恥骨を結ぶ恥骨結合という部分もあります。仙骨の上には背骨から連なって頭と両腕が乗っかっており、寛骨の下には足がついています。そのため、立ったり、歩いたりしたときには、上からの重さで仙骨は下に、下からの突き上げで寛骨は上に、と仙腸関節にはズレる方向の力が加わります。簡単に骨盤が歪んでしまいそうなのが想像できます。だから誤解が生じているのかもしれません。

骨盤にはこれでもかというほど多くの靭帯《じんたい》（関節がグラグラしないように、はずれないように、固定しているスジ）が前にも後ろにも付着しています。しかも骨と間違えるほど密度の高い強固な靱帯です。それも当然です。普通に歩くだけで仙腸関節にはズレる方向の力が加わるわけですから、簡単にズレるような構造をしていたら生活は成り立ちません。

狩猟時代の人間であれば、そんなに簡単に骨盤がズレて歩いたり走ったりできなければ死を意味します。進化の過程において仙腸関節は強靱な靱帯で強固に連結されたのでしょう。だから、日常生活を普通に過ごしている人において、まず歪むということはないのです。

医学・医療の世界では、「骨盤が歪む」という言葉は使いません。「骨盤が前傾・後傾している」「右側の骨盤が挙上《きょじょう》している」などと言います。簡単に言うと**「骨盤が傾いている」**という表現です。

もし「骨盤が歪んでいる」などと言われたことのある人はどうか不安にならないでください。骨盤は頑丈です。妊娠や出産時を除いて骨盤が歪むことはありません。もしなにか骨盤まわりに不調を抱えているのであれば、それは骨盤が歪んでいるのではなく傾いているだけのはずです。

そして、その骨盤の傾きというのは、アライメント（骨の配列）が乱れていることを意味します。骨盤の上にある腰椎《ようつい》（背骨）や下にある股関節《こかんせつ》のアライメントの乱れが骨盤の傾きとして表れているだけです。つまり、いまのあなたの股関節や背骨の問題が骨盤まわりの不調を生んでいて、骨盤はむしろそれを教えてくれている存在です。

骨盤が歪んでいると言われると不調の根源のように思ってしまいがちですが、むしろ逆で骨盤は味方です。本書で骨盤が傾いてしまっている本当の原因を見つけだし、治《なお》していきましょう。

■立たせることがよいと考えるのが間違い

正しい姿勢のポイントは骨盤の位置にあります。立った姿勢も椅子に座った姿勢も正しい姿勢にするためには骨盤を立たせることがいいです。と耳にしたことがある人も多いかと思いますが、これを正しいと思いこんでしまっていたらそれは間違いです。そもそも正しい姿勢というものはないからです。

ものごとにはよい点と悪い点があるように、正しいとされる姿勢にもよい点と悪い点があるからです（ご興味のある方は拙著『姿勢の本』をご参考になさってください）。ただ、ここでは正しい姿勢というものをいわゆるよい姿勢と考えてご説明します。

もし背骨と股関節になにも問題がなく十分に柔軟性のある人であれば、骨盤を立たせた姿勢がいい姿勢というのは正しいです。

しかし、もしねこ背になっていて背骨の柔軟性が低下している人であれば、骨盤を立たせた姿勢はいい姿勢とは言えません。背中が丸まっているのに骨盤を立てたら、腰の筋肉を過剰に働かせることになるため腰痛の原因になってしまいます。

背骨を釣り竿《ざお》だとイメージすると理解しやすいです。ねこ背で骨盤を立てた状態は、釣り竿を立てた状態で魚がヒットしている（かかっている）ときと同じです。釣り竿の下のほうは立ったままで、上のほうはしなって丸まっています。

釣りをしたことがある方はよくわかると思いますが、頭の重さと同じ5〜6キログラムの魚がヒットしたときには釣り竿を持っている手には相当な力が加わります。魚が抵抗しなかったとしても重いです。背骨を釣り竿として見ていますので、その手にかかっている負担が、腰の筋肉にかかっている負担ということです。つまり、ねこ背姿勢で骨盤を立たせることは、むしろ悪い姿勢になるということです。

ほかにも、もし股関節を曲げる柔軟性が低下している人の場合はどうでしょう。たとえば股関節の筋肉が硬かったり、痛みがあったり、変形性股関節症と言われたりしたことがある方です。

椅子に座った状態で骨盤を立たせることは、股関節としては深く曲げていくことになります。このとき骨盤と大腿骨《だいたいこつ》がぶつかってしまって股関節の痛みや変形を逆に悪化させてしまう場合があります。だから、股関節を曲げる柔軟性が低い人が、座った状態で無理に骨盤を立たせようとすることは、むしろ悪い姿勢をしていることになります。

このように、骨盤だけに注目して、骨盤の位置がカギと考えると逆に悪化させてしまう可能性があります。骨盤の位置は背骨と股関節の機能次第で正しい位置は変わってきます。そのため、背骨と股関節が整っていて、はじめて骨盤を立たせた姿勢がよい姿勢と言えるのです。

ですから、まず注目すべきは自分の背骨と股関節（ここでは割愛していますがもちろん膝《ひざ》や足首も含む）です。このいずれかに機能低下があるならば、そこからアプローチしていくことが先です。

■知ってほしい仙腸関節という関節

仙腸関節は多くの靭帯によって強固に結合されていて歪まないし、簡単にズレてしまったら大変というお話をしましたが、名前を見ると関節という言葉がついています。関節と言うからには動くはずです。これまでの生体や死体における研究報告によると、仙腸関節はごくわずかな可動性を持っています。

その仙腸関節の可動性は、一般的に2度程度（最大で2〜4度）の回転（ズレる幅は1〜2ミリ程度）とされています。ただし、個体差が大きく、年齢による影響もあるとされています。若年者ほど可動性は大きいようですが、高齢になっても可動性は保たれているようです。

また、恥骨結合は関節という名前は入っていませんが、仙腸関節と同じでごくわずかな可動性1度の回転（ズレる幅は2ミリ程度）が可能とされています。

つまり、骨盤は歪むことはないですが、仙腸関節や恥骨結合のところでわずかな可動性は持ち合わせているということです。

なぜ、仙腸関節は強靭な靭帯でわざわざ固定されていて、可動性もわずかしかないにもかかわらず、関節として存在しているのでしょうか？　たくさんの靭帯で固めるくらいなら関節ではなく連結させてしまって一つの骨にしてしまったほうが合理的です。でも進化の過程において、そうなっていないのには理由があるはずです。説はいろいろありますが有力説の一つは出産です。

人は地球上の哺乳類で最も難産と言われています。それは脳の発達により胎児の頭が大きいこと、そして二足歩行になった影響と考えられています。二足歩行の影響とは、二本の足だけで上半身を支える必要があるため骨盤につくお尻の筋肉が発達したことと、内臓の受け皿としての役割が必要になったこと、これらから骨盤の幅が広くなったとされています。

そのため、産道が狭く難産になってしまいました。そのままでは妊娠も出産も困難になってしまうため、妊娠した女性は女性ホルモン（リラキシン）の分泌が増えて靱帯がゆるんでいきます。そして、出産時にピークを迎え、恥骨結合と仙腸関節が最大限にゆるむことで、骨盤全体が大きく広がって産道を広げるというしくみをしています。だから、骨盤が一つの骨では困るため、恥骨結合と仙腸関節の2ヵ所にあそびを持たせた構造をしていると考えられます。

これは女性だけになりますが、男性にも当てはまるのが次です。

もう一つの主な理由は、上半身と下半身との間の衝撃を吸収して安定させる役割があるためです。仙腸関節の関節面は珍しい形をしていて、L字型の形状をしています。出生時の仙腸関節の関節面は、平坦で滑《なめ》らかな構造をしていて可動性が大きいのですが、成長と直立歩行の開始に伴って凸凹《でこぼこ》した構造へと変化していきます。

成人になると仙腸関節の関節面は不整で、数ヵ所に互いに一致した凹凸部ができます。個体差はあるものの、仙骨の関節面は凹、腸骨の関節面は凸となって互いにかみ合う部分ができてきて、仙腸関節の可動性が低下していきます。

ほかの関節の関節面は通常は滑らかですが、仙腸関節の関節面は凸凹しているというのが特徴です。そのため、ほかの関節よりも摩擦《まさつ》がとても強く生じる構造となっています。仙腸関節は、靱帯による補強が強いにもかかわらず、関節面も凸凹していてブレーキをかける構造をしています。つまり仙腸関節は、動きはするものの安定させることを目的に進化してきた関節と言えます。

仙腸関節はほんのわずかしか動きませんが、このわずかな動きによって身体に加わる衝撃を吸収して、安定性を高めています。仙腸関節の可動性はわずか2度程度ですが、されど2度です。侮《あなど》れません。

■臨床で気になる仙腸関節をめぐる問題

＊仙腸関節が異常に動く患者さん

臨床《りんしょう》経験において仙腸関節が異常に可動する患者さんに出会うことがあります。それは、過去に股関節もしくは膝関節の固定術をされた患者さんです。いまは医学の進歩によって関節を固定するような手術をすることはほとんどなくなりましたが、何十年も前は関節破壊が進行したり、関節に菌が入りこんだりしたときなどに、関節が動かないように固めてしまう手術をすることがありました。

そういった患者さんは、足の関節を動かすことができないために、骨盤と腰を動かして足の仕事を補おうとします。たとえば立ったときの姿勢のように、片側の股関節をまっすぐ伸ばした状態で固定した生活を想像してみてください。まず座れるでしょうか？　股関節が曲がりませんから普通には座れません。上半身を後ろに傾かせ、後ろに手をついた状態で、骨盤を寝かせて、椅子からすべり落ちそうなくらい前にお尻を置かなければ座れません。

また、立ち上がるときが大変です。前にすべり落ちながら両手と反対の足で椅子や地面を押して何とか立つか、くるっとうつ伏せの方向に回転して、四つん這《よ ば》いから立つような形で両手と反対の足で何とか立つかです。

歩くときも容易ではありません。骨盤と腰を前後に大きく振ることで足の振りだしと蹴りだしを補わなければなりません。膝が固定された場合の生活も同じようなものです。

股関節や膝関節が動かない分は骨盤を使って動くしかありません。そうやって骨盤を過度に使い続けていくことで、骨盤の中の仙腸関節の可動性が長い年月をかけて拡大していき、異常なほど動くようになったと考えられます。

＊仙腸関節に痛みは生じるか？

仙腸関節には神経がかよっているとする報告があります。また仙腸関節由来の関連痛（本来の場所ではない部位に痛みが出現すること）があることも報告されています。つまり、仙腸関節に痛みが生じるかどうかの答えとしてはＹＥＳとなります。

ただ、多くの靱帯で強固に固定されているため、仙腸関節に炎症が起こるほどの強いストレスが加わったときには、仙腸関節が損傷する前に仙腸関節よりも弱い構造の腰椎が先に損傷すると考えるのが論理的です。

実際に、骨盤部分に痛みを訴える人よりも腰部に痛みを訴える人のほうが圧倒的に多いですし、みなさんも経験的にご納得いただけるかと思います。ですが、少ないとはいえ仙腸関節部分に痛みを訴える方がいるのも事実です。しかし検査や評価をしてみると、痛みの原因は仙腸関節の関節そのものではなく、仙腸関節付近に付着している筋肉や靱帯の影響であることが多いです。

神経も仙腸関節の中よりも靱帯のほうが豊富に分布しています。つまり、仙腸関節自体に痛みが生じる可能性はとても低く、仙腸関節を支える筋肉や靱帯に痛みが生じている可能性が高いということです。

実際に、多くの腰痛患者さんの治療にあたってきましたが、事故や感染（細菌などが仙腸関節に入りこむ）を除いて、仙腸関節そのものに痛みを訴える患者さんに私はお会いしたことがありません。背骨や股関節の問題から、仙腸関節部分に負担がまわってきて、仙腸関節付近の筋肉や靭帯のストレスが蓄積して痛みが生じている方ばかりです。

ちなみに、前述の異常なほど仙腸関節が動くような患者さんたちも腰痛の訴えはありましたが、仙腸関節痛を訴える方は私の経験上ではいませんでした。

要するに普通に日常生活を過ごしている人においては、仙腸関節そのものが痛む可能性は低く、ほとんどが仙腸関節付近の筋肉や靭帯の使いすぎや動かなすぎによる痛みと言えます。さらに掘り下げると仙腸関節付近の筋肉や靭帯の痛みを生じさせている根源は、背骨や股関節の機能低下です。背骨や股関節が硬くなることで、その中間にある仙腸関節に負担がまわってしまうのです。

＊仙腸関節が本当に歪んでしまったら

転倒転落や交通事故などの強い外力が加わることで仙腸関節が実際にズレて歪んでしまった患者さんがいます。そのような患者さんは検査で骨盤を圧迫するだけでも痛みが出現します。そして、歩くことなど激痛で到底できません。ではどうするかというと手術です。

仙腸関節のズレを矯正して、動かないように自家骨移植《じかこついしょく》（自身の身体のある部分から採取した骨を砕いて移植）や金属プレートとスクリューを仙骨と寛骨に打ちこんで固定する手術をおこないます。そうすることで、仙腸関節の痛みが改善してまた歩けるようになります。

ただ仙腸関節のわずかな可動性は消失してしまいますので、問題も起こります。仙腸関節は衝撃吸収装置の役割をしているわけですから、仙腸関節が固定されることで、その代償が上下の関節に及んでしまいます。つまり、腰椎と股関節です。変形性関節症のリスクがあがるとも言われています。

要するに、仙腸関節が本当に歪んでしまったら痛くて動けないほどなので、動けているなら原因は他（背骨や股関節等）にある可能性が高いので気にしなくていいということです。ただし、仙腸関節の可動性はわずかではありますが、隣接する関節に影響を及ぼすリスクが高くなるため維持していくことが大切です。

■上半身と下半身のつなぎ役

骨盤は上半身と下半身をつなぐ役割をしています。骨盤は靭帯で頑丈に固定されているため、一つの骨のように強固なつくりとなっています。そのため、骨盤には仙腸関節という関節はあるのですが基本的には動きません。骨盤を一つのかたまりと考えると、上にある腰椎と下にある股関節の動きを連携させる基盤と言えます。

骨盤はつなぎ役ですから、腰椎の動きは骨盤を介して股関節に伝達されます。逆に股関節の動きは骨盤を介して腰椎に伝達されます。このように、ある一つの運動がほかの関節に影響を及ぼし、運動が連鎖していく身体のしくみをリハビリテーションの世界では「運動連鎖」と言います。上手に運動連鎖が起こっていれば日常動作がスムーズにおこなえたり、スポーツでのパフォーマンスの向上にもつながったりします。

逆に腰椎に問題があると運動連鎖が上手に起こらずに、股関節など身体のほかの部分に負担がかかります。股関節に問題があれば腰椎などほかの部分に負担がかかります。その結果、ストレートネックや肩こり、腰痛、股関節や膝の痛み、外反母趾《がいはんぼし》などあらゆる症状の原因になってしまいます。そのため、上半身と下半身をつなぐ身体の基盤とも言える骨盤は、運動連鎖の中心部分でもあるため、骨盤の傾きや動きを理解し、問題があれば早期に改善していくことが大切です。

身体の中心に位置している骨盤、上半身と下半身を連結している骨盤、その影響力は大きいです。もし身体のどこか一部に動きが悪いところがあって、骨盤に小さな傾きがあったとします。その骨盤の小さな傾きは、動きが悪くない他の手や足にまで影響を及ぼすことになります。ではその影響力はどの程度なのでしょうか。同等の負担が他の手や足にも生じるのでしょうか。それとも、だんだんと手足の末端に行くにつれて吸収されていき負担は軽減するのでしょうか。もしくは増大していくのでしょうか。

答えは「末端にいくほど増大する」です。

ムチを振ったときのように、末端に行くほどしなりは大きくなっていくイメージです。

話は変わりますが、高速道路が渋滞する原因は、ある一人のブレーキによるものというニュースをご覧になったことはありませんか。料金所による渋滞は別として、信号がないにもかかわらず渋滞はなぜ起こるのかという話です。

すべての車両が同じ時速100キロメートルで走行していれば渋滞は起こらないはずです。ある一人がカーブやトンネル、坂道などで減速しようとブレーキを踏んだとします。するとブレーキランプが光ったのを見た後続車はすこし遅れてブレーキを踏んで減速します。そのあと前の車が再びアクセルを踏んで加速します。後続車は車間距離が離れたことを確認してからすこし遅れてアクセルを踏みこみます。

このように後続車は前の車両よりもブレーキとアクセルのタイミングがすこしだけ遅れます。その影響で後続車のほうが減速している時間がすこしだけ長くなります。またその後続車においてはさらにすこし遅れるというように次々と連鎖していき、ついには完全に止まってしまう車も現れるというのが渋滞の原因という話です。

ある1台のほんのわずかな変化が、徐々に大きくなっていき、しまいには多くの車両に大きな変化をもたらしてしまうことになる。なぜこのような話をしたかというと骨盤と手足の関係も似ているからです。骨盤は身体の中心にあるため、たとえわずかな傾きだったとしても、中心から離れれば離れるほど、その影響は大きくなっていきます。

短い期間であれば手や足の関節も痛みや不調を起こさずにすむかもしれませんが、長期間となれば話は別です。だから骨盤の小さな傾きを見逃さずに、できるだけ早く改善することが大切です。また、骨盤の傾きだけでなく、骨盤を正しく動かせるか?という問題も同様に末端への影響力が大きいです。

だから骨盤の動きの悪さも見逃さずに、できるだけ早く改善することが大切です。とはいえ、本書でお伝えしているとおり、骨盤の傾きや動きは背骨や股関節に影響されますので、骨盤の傾きや動きを手がかりに背骨や股関節の機能を改善していくという流れに変わりはありません。

ただ、骨盤の影響が大きいという話は、悪い話だけではありません。骨盤が傾かずにスムーズに動きさえすれば末端の手や足には大きな力をもたらすことができます。骨盤を正しく動かせていれば、小さな動きから大きな力を生みだすことができます。そのためにも背骨と股関節の状態をよくしていくことが大切です。

■骨盤が教えてくれる小さなサイン

身体のどこか一部分の動きの悪さが、骨盤の傾きや動きの悪さにつながり、それがまた他の身体の部分に波及して大きな影響を及ぼすことはご理解いただけたかと思います。このことはつまり、骨盤に傾きや動かしにくさがある人は、すでに首、肩、腰、股関節、膝、足部のどこかに不調が生じていることを表しています。

たとえば、首の骨がまっすぐに並んでしまっているストレートネックの場合、首は前に出た状態になります。その影響で背中は丸まりねこ背になります。そのままだと頭の重さで前に倒れていってしまうので、バランスをとるために骨盤は後ろに傾いて対応してくれます。このように、骨盤に変化がある人は、すでに身体のどこかに不調が生じているということです。

また、骨盤に傾きや動かしにくさがある人は、今後、首、肩、腰、股関節、膝、足部のどこかに新しい不調が生じるリスクが高いことも表しています。

たとえば、骨盤を起こすことが苦手な人の場合、骨盤は寝た状態ですので背骨は丸まりねこ背になります。ねこ背だと背骨の靭帯や関節の負担が増強するため腰痛が生じやすい。また、ねこ背だと首が前に出た状態になるためストレートネックになり首の痛みや肩こりが生じやすい。アゴを上げないと前が見えないため後頭部の下の筋肉を過剰に使うことになり頭痛が生じやすい。立位や歩行時にはバランスをとろうと膝が曲がった状態になるため、股関節や膝、足部の一部分にだけ負荷が集中してしまい関節の変形や痛みが生じやすい。というように、骨盤に変化があると、どの部位にも不調が新たに生じてしまうリスクがあるということです。

だからこそ、骨盤が教えてくれている小さなサインを見逃さないことが大切なのです。骨盤の小さなサインに気づけば、すでに生じている不調を早く治すことができますし、これから生じるであろう不調を予防することができます。本書をきっかけに骨盤に目を向けてみましょう。

■骨盤はウソをつけない

先にも述べたとおり、骨盤には仙腸関節という関節がありますが、靭帯で固められていますのでほとんど動かない関節です。そのため、骨盤は一つの大きな骨として扱うことができます。一つの骨と考えるとこれほど大きな面積の骨はほかにはありません。また、骨盤は外からさわれる部分が非常に多いため、なんとなく形を認識している人が多い骨です。

たとえば骨盤の上には腰椎がありますが、腰椎はさわれる部分が非常に少ないため、どのような形をしているかわからない人がほとんどだと思います。また、骨盤の下にある股関節も同じです。足のつけ根の筋肉やお尻の筋肉で覆《おお》われていますので、触れることができずまったくと言っていいほど形がわからない人が多いと思います。

それに比べ骨盤は大きくてさわりやすい骨ですから、ほかの骨に比べてその存在を理解しやすいです。臥位《がい》（寝た状態）、座位（座った状態）、立位（立った状態）、歩行など、どんな姿勢や動作であっても骨盤は目立ちます。そして一つの骨ですから、骨盤の動きはとても単純でわかりやすいです。逆に言えば、骨盤はごまかすことのできない存在とも言えます。骨盤はウソをつけません。だから骨盤の傾きや動きを見れば、身体のどこに問題があるかのあたりをつけることができます。

さあ、自分の骨盤を見てみましょう。骨盤は教えるのが上手な先生です。骨盤から自分の身体のことを教えてもらいましょう。

■骨盤を上手に動かせる人、動かせない人

背骨と股関節の動きが骨盤の動きを表していることは、もうご理解いただけましたね。

言い換えれば、骨盤を上手に動かせている人は背骨と股関節が上手に動く人となります。

そして、骨盤を上手に動かせない人は背骨と股関節が上手に動かない人となります。

では、骨盤が上手に「動かせる人」「動かせない人」には特徴があるのでしょうか。

たとえば、「運動している」「運動していない」、「筋肉がある」「筋肉がない」、「姿勢がよい」「姿勢が悪い」、「若い」「年をとっている」、「太っている」「やせている」などなど、人にはそれ

ぞれ特徴がありますが、関係はあるのでしょうか。

それではここでクイズです。骨盤を上手に「動かせる人」は、どのような特徴があると思いますか？

「運動していて、筋肉もあって、姿勢もよくて、若くて、スタイルもよい人！」と考えてしまうかもしれませんが、答えは、これらは関係ありません。

たくさんの方の骨盤を見てきましたが、若くてスポーツを本格的にしている人であっても骨盤を上手に動かせていない人もいますし、運動嫌いで太っている人であっても骨盤を上手に動かせている人もいます。見た目では判断できません。それはなぜかと言うと、背骨と股関節の機能が十分に備わっていて、それを正しく使えるかどうかがカギになるからです。

ただ、問題は前述したとおり、限られた専門家しかそれを細かく評価することができないということです。たとえ強靱な身体を持つスポーツマンであったとしても、骨盤を上手に動かせていない人は、細かく評価できる専門家が診《み》れば、背骨か股関節のどこかに機能低下が存在します。もしくは、のちほど説明しますがどこかにボディイメージ（自分の身体に対するイメージ）の崩れが存在します。そこを改善すれば更なるパフォーマンス向上につなげることができます。

でもそのような専門家に出会えるかは縁です。そこで限られた専門家の代役をしてくれるのが「骨盤」です。骨盤はウソをつきません。だから、本書では骨盤の力を借りて、自分で原因を簡単に見つけられて、簡単に治すことができる方法を骨盤から教えてもらいましょう。

第1章

もっと知りたい身体の中心部

「骨盤」入門

■骨盤の構造と位置

ここまで、とにもかくにも「骨盤」「骨盤」……とお話ししてきましたが、ここからは自分の身体の問題点とその治《なお》し方についての理解を深めるために、「骨盤」「背骨」「股関節《こかんせつ》」に関する情報を解説していきます。構造を理解して、イメージできた状態とそうでない状態とでは改善率に差が生じます。専門的な内容に触れている部分もありますが、なるべく読みやすくしていますのでおつきあいいただければありがたいです。

もし、細かいことはちょっと苦手……という方は、飛ばしていただいてもいいです。後述の骨盤チェックや治療のところでわからない用語が出てきたら戻って読むというように、辞書のような使い方をしていただくこともできます。

骨盤は4つの骨がくっついてできています。寛骨《かんこつ》×2、仙骨《せんこつ》×1、尾骨《びこつ》×1の4つです（**図1**）。

＊寛骨：左右にある骨で骨盤の中で最も大きな骨です。寛骨は出生時には腸骨、恥骨《ちこつ》、坐骨《ざこつ》の3つの骨に分かれていて軟骨結合でつながっています。子どもの寛骨のレントゲン写真を見ると軟骨は写らないため、骨折してバラバラになっているかのように見えます。そのため、レントゲンを見た親御さんは「こっ骨折しているんですか!?」と驚かれる方も少なくないです。

図1 骨盤の構造

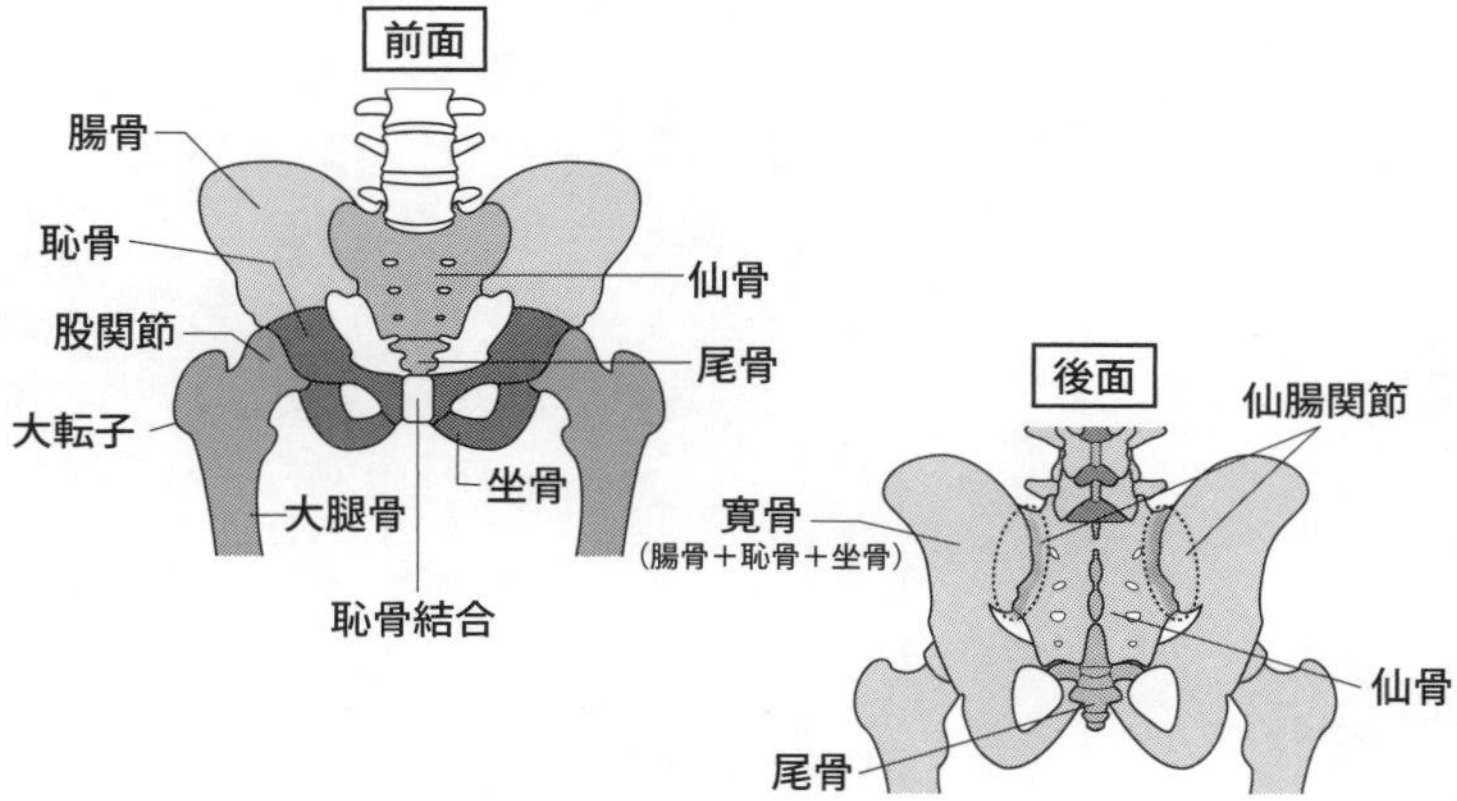

もちろんそのままではなく、成長に伴い十代後半ごろまでに骨が癒合《ゆごう》して1つの寛骨になります。そのため、寛骨という1つの骨ではありますが、寛骨の部位によって腸骨、恥骨、坐骨というように、〇骨という呼び方をします。むしろ寛骨という呼び方よりもこれらのほうが有名で、寛骨と言われるより恥骨や坐骨と言われたほうが骨の場所がわかるかと思います。

＊**仙骨**：左右の寛骨の中心に位置し、骨盤後面を覆《おお》う三角形の骨です。薄っぺらいピラミッドを逆さまにしたような形で、前傾しています。前傾角度は一般的に40～44度（概《おおむ》ね30～50度）傾斜しています（**図2**）。

仙骨は出生時には5つの仙椎《せんつい》に分かれており、16～18歳の間に癒合しはじめ、30歳代までには完全に癒合するとされています。お尻の割れ目が始まるところの上に手を当ててみると、後頭部のようにゆるくカーブした平らな骨があります。それ

図2 **仙骨と尾骨（側面）**

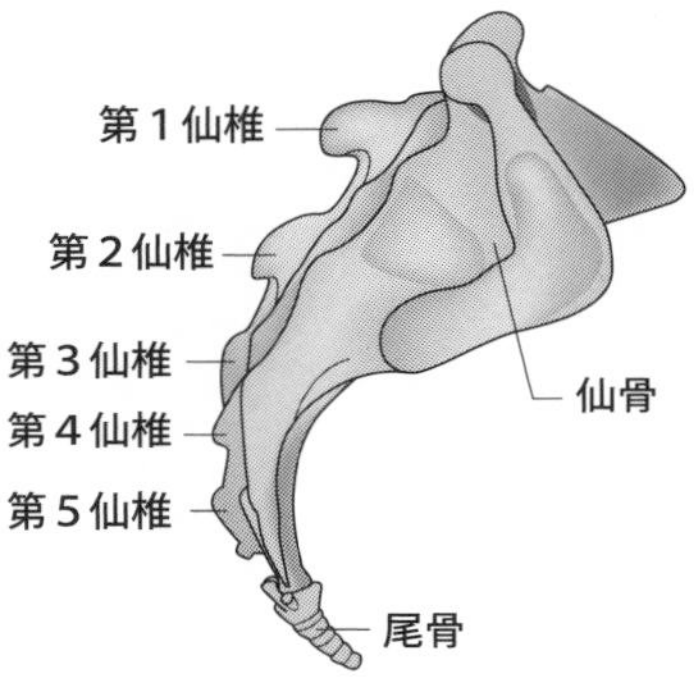

が仙骨です。

＊尾骨：尾骨は脊椎の最下端を構成し、3〜6個（通常は4個）の尾椎が癒合してできた骨です。人間が進化する過程で退化したしっぽだと言われます。お尻の割れ目の始まるところに手を当ててみると尻尾のような骨があります。それが尾骨です。

■これだけは覚えてほしい骨盤の部位

骨盤には左右それぞれに4カ所（上前腸骨棘《じょうぜんちょうこつきょく》、上後腸骨棘《じょうこうちょうこつきょく》、坐《ざ》骨結節《こつけっせつ》、恥《ち》骨結合《こつけつごう》）、出っぱった部分があります。これらは、外からさわることができる部分です。そのため、ポイントとなる部分ですので、本書の中でもときどき登場するため覚えておいてください（**図3**）。

＊上前腸骨棘：寛骨の上部前方にある突起部分。お臍《へそ》のすこし下の位置から左右両端に触れる硬く出っぱった骨の部分

＊上後腸骨棘：寛骨の上部後方にある突起部分。お尻に両手をまわして、お尻の割れ目の始まるところにある尾骨を両手の薬指で触れるようにします。なるべく両手（小指側）はくっつけて

図3　骨盤（側面）の覚えてほしい４ヵ所

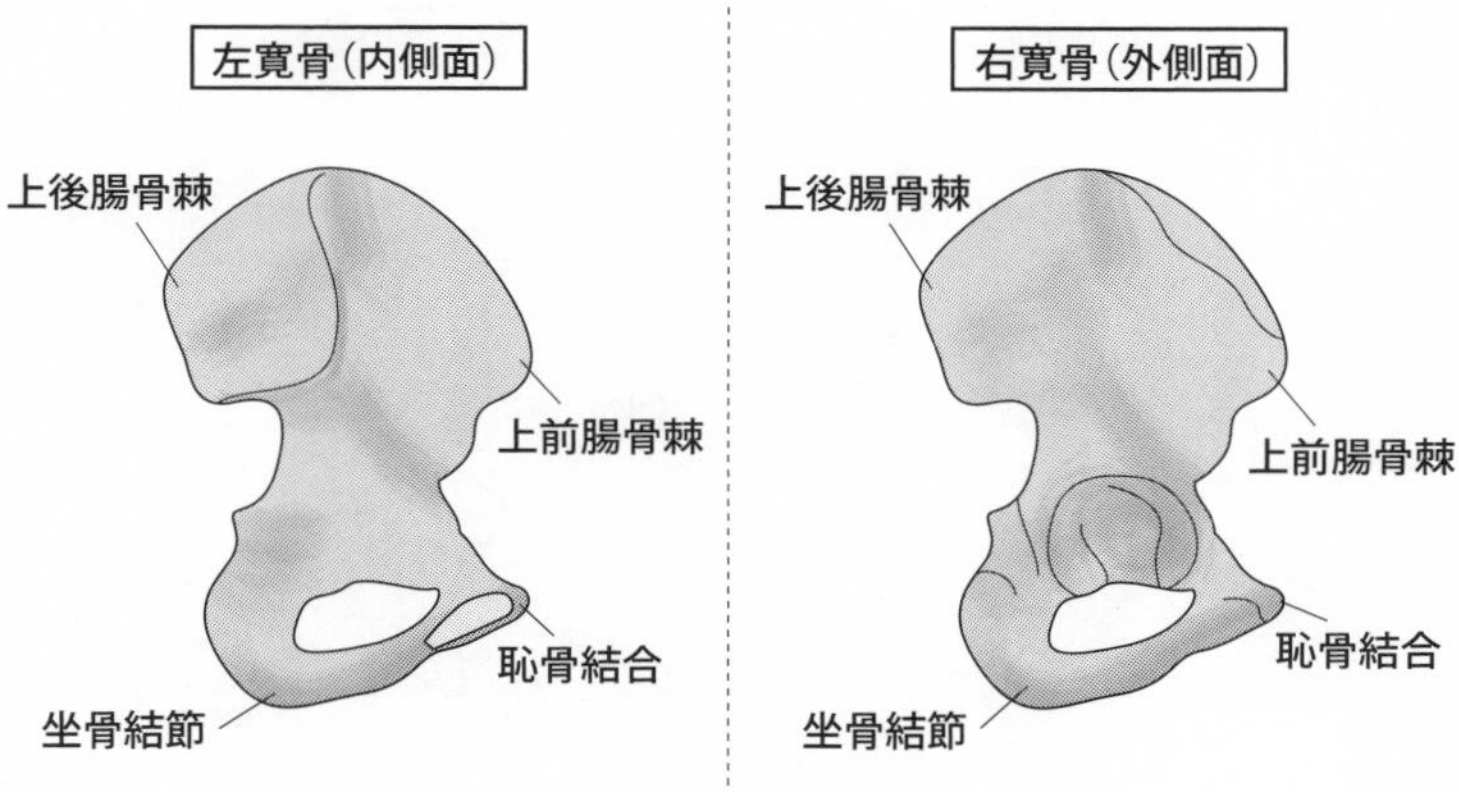

ください。そのときに両手のひらのつけ根あたりに触れる硬く出っぱった骨の部分

＊**坐骨結節**：座ったときに座面に当たる左右１つずつある硬い突起部分（いわゆる坐骨）

＊**恥骨結合**：寛骨の下部前方にある左右の恥骨がつながった部分。お臍から下腹に沿って降ろしていくと、触れる硬い骨の部分

これら４ヵ所に比べると、専門家でないとさわりにくい部分ではありますが、本書で何度も登場する重要な関節についても覚えておいてください。

＊**仙腸関節**：仙骨と腸骨の間にある関節（**図１**）。上後腸骨棘から下の部分

■骨盤の形状の進化

サルの骨盤は全体的に細長くてフラットな形状です。人の骨盤は縦方向がギュッと短縮され、その代わりに前後方向の幅が広がり、ボトムはすり鉢状になっています。

図4　骨盤の性差

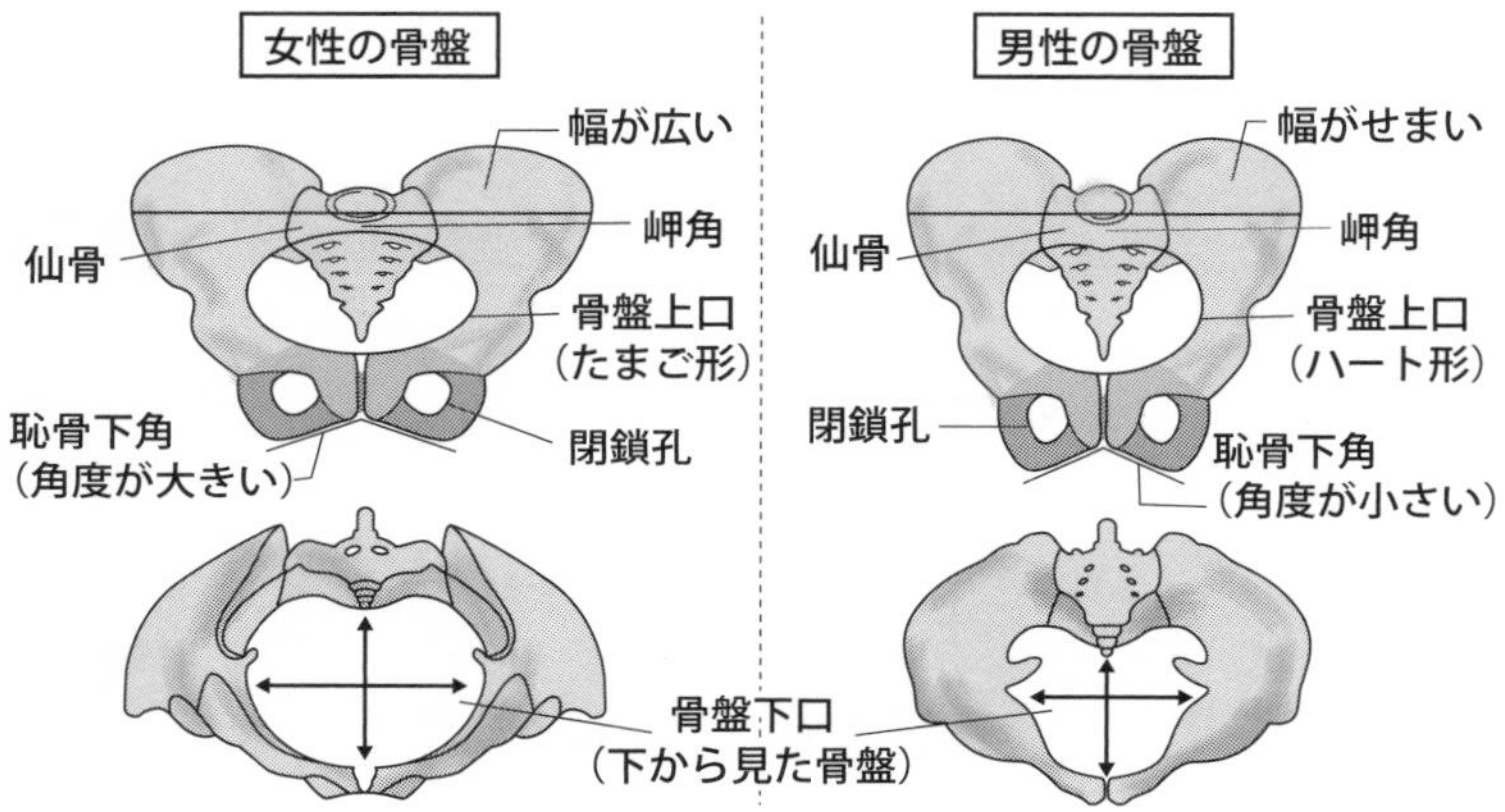

この骨盤の形状が異なる理由の一つは、四足歩行では内臓は腹側に垂れ下がった状態なのに対して、二足歩行では骨盤内に内臓を収める必要があったからとされています。

直腸、膀胱《ぼうこう》に加え、男性なら前立腺《ぜんりつせん》、女性なら子宮《しきゅう》といった生殖器が下に落ちないように保護するために、人の骨盤は深みのあるすり鉢状になったと考えられています。

■骨盤には性差や個人差がある

骨盤の形は男女による差が大きいです。一般的に男性の骨盤は縦長、女性の骨盤は横長の形をしています。こうした男女差は、女性の骨盤が妊娠・出産に適応した形状になっていることが大きな理由とされています（図4）。

女性の骨盤は内臓の受け皿のほかに胎児がお腹の中で大きく育つように骨盤上口《こつばんじょうこう》が大きくなっています。そして、出産時に胎児の頭が通過できる

骨盤の性差の特徴

	女性	男性
骨盤上口	たまご形	ハート形
骨盤下口	広い	狭い
恥骨下角	80 ～ 90°	60 ～ 70°
骨盤腔	広く　円筒形	狭く　漏斗形
閉鎖孔の形	三角形	卵円形
仙骨	幅広く　短い	幅狭く　長い
岬角	あまり突出しない	突出する

ように骨盤下口《こつばんかこう》も広めになっています。横に広く安定した形状です。

男性の骨盤は出産がないため、骨盤腔《こつばんくう》が狭く、細長くスリムで動きやすい形状です。

骨盤の形には性差だけでなく、個人差もあります。実は骨盤を細かく見ると人によって形はさまざまです。寛骨の形も仙骨の形も微妙に違っていて、同じ人の中でも寛骨の右側と左側で違うこともあります。

■骨盤は身体の中心

骨盤は身体の中心にある骨です。人の重心は仙骨（第2仙椎）のやや前方にあります。床（足底）から計測すると、成人男性では身長の約56%、成人女性では約55%の高さにあります。

女性の重心が男性に比べてわずかに低いのは、骨盤の形状の違いによるものです。前述したとおり、男性の骨盤は縦長なのに対して、女性の骨盤は横長の形をしているためです。もちろん個人差はあります。

■骨盤の「4種類の動き方」

骨盤の動き方には「前傾、後傾、挙上《きょじょう》/下制《かせい》、回旋《かいせん》」の4種類があります。のちほど第2章で詳しく説明しますのでここでは簡単に。

＊前傾：お辞儀する動作のように骨盤が前に傾く動き
＊後傾：上半身を後ろに反《そ》らす動作のように骨盤が後ろに傾く動き
＊挙上/下制：高めの段差を上る動作のように骨盤が左右上下に傾く動き
※足を上げた側の骨盤が上がり（挙上）他方は下がる（下制）
＊回旋：歩幅を広くして歩いたときのように骨盤が左右交互に回転する動き

「前傾、後傾、挙上/下制、回旋」これらの動きが組み合わさることで、骨盤はフラダンスのような自由自在な動きが可能となります。

ただ、骨盤の動きは腰椎や股関節が正しく動くことではじめて動かすことができることを忘れないでおいてください。

■骨盤の「ゼロポジション」

骨盤にはゼロポジションというものがあります。骨盤が前傾も後傾も挙上/下制も回旋もしていない状態です。簡単に言うと、傾いたりしていない正しい基本の位置と考えてください。この

図5 骨盤ゼロポジションの3条件

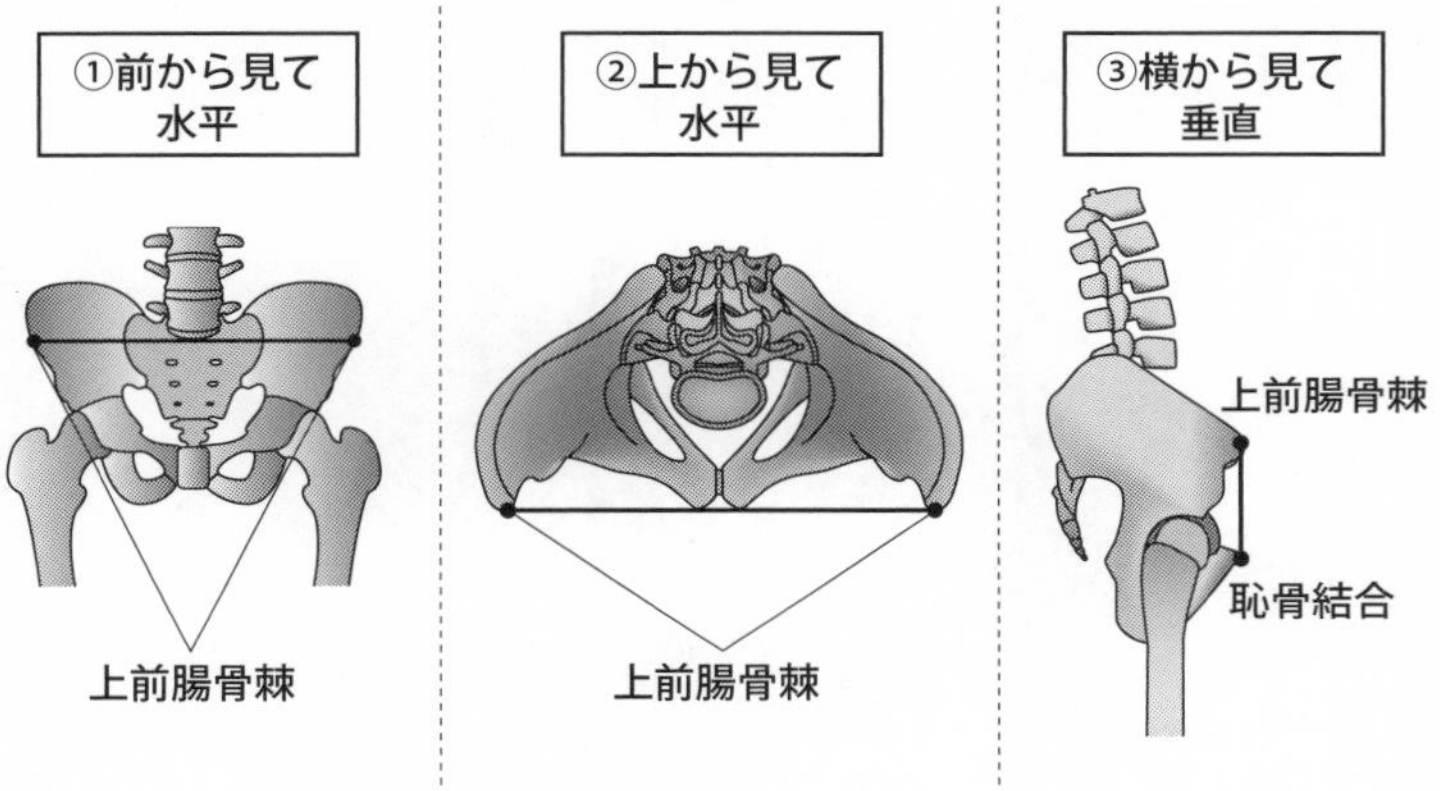

骨盤ゼロポジションは本書では何度も登場していて、重要なキーワードになりますので覚えてください（図5）。

骨盤ゼロポジションには3つの条件があります（臥位《がい》、座位、立位、どの姿勢でも同じです）。

①骨盤が挙上／下制していない：左右の上前腸骨棘の上下方向の高さが同じ

②骨盤が回旋していない：左右の上前腸骨棘の前後方向の位置が同じ

③骨盤が前傾・後傾していない：左右の上前腸骨棘と恥骨結合の位置が垂線上（これに関してはすこし説明を加えます）

骨盤の前傾・後傾に関して、ゼロポジションを定義する方法は数多くあります。理学療法の世界で一般的に使われている定義は、上前腸骨棘と上後腸骨棘を結んだラインと水平線の角度が8～11度というのが骨盤の平均的な前傾角度（骨盤は一見するとすこし前傾しているように見えるため、骨盤はわずかに前傾している状態が骨盤ゼロポジションと言われることがあります)。

わかりやすく言うと、上前腸骨棘より上後腸骨棘のほうが1~2横指(指の横幅)上に位置している状態です。ただ、これまでの研究結果から上前腸骨棘と上後腸骨棘の位置関係には個人差が大きいことも報告されています。つまり、生まれ持っての骨盤の形状には差があるということです。

上前腸骨棘と上後腸骨棘が同じライン上つまり角度0度の人もいれば、上後腸骨棘の位置が高く20度くらい差がある人もいます。さらに、寛骨の右側と左側でも差がある人もいます。よって、上前腸骨棘と上後腸骨棘の位置関係で骨盤の前傾・後傾に関するゼロポジションを定義すると誤った判断をしてしまう可能性が生じます。ただ、多くの人にとっては当てはまり、簡単にチェックできるので悪くはないのですが……。

医学の世界は日進月歩であり、本書は骨盤が主テーマのため、どなたにとってもより正確で簡単な骨盤前傾・後傾のチェック方法をご提案したいと思います。

それは、上前腸骨棘と恥骨結合を結んだラインでチェックすることです。

わずかに上前腸骨棘のほうが恥骨結合よりも前にある位置がゼロポジションとする報告はあるのですが、上前腸骨棘に比べて恥骨結合部には軟部組織が多くあるためすこし膨《ふく》らんでいます。それを考慮した上で、本書における**骨盤前傾・後傾に関するゼロポジションの定義**(**骨盤が前傾・後傾していない**)は「**上前腸骨棘と恥骨結合を結んだラインが垂線上にある位置**」とします。よって、**「上前腸骨棘が恥骨結合よりも前にある状態は骨盤前傾」「上前腸骨棘が恥骨結合よりも後ろにある状態は骨盤後傾」**となります。

▼骨盤ゼロポジションの確認方法

先にも述べましたが、改めて上前腸骨棘と恥骨結合の探し方です。

＊上前腸骨棘：お臍のすこし下の位置から外側に沿っていくと左右両端に触れる硬く出っぱった骨の部分になります。

＊恥骨結合：お臍の下のほうになりますが、より簡単な探し方です。指先を下に向けた状態で、片手の手のひらを下腹部に当てます。手首のところがお臍の位置にくるようにします。そのときに中指の先端が概ね恥骨結合の位置になります。上前腸骨棘はさわりやすいですが、恥骨結合は下っ腹のお肉が邪魔してさわりにくい人が多いかと思います。もし下っ腹のお肉が邪魔をしている人は、硬い骨に触れるまで指を「ぐぅ～」と押し進めて恥骨を確認してください。繰り返しますが、皮膚の表面に指を置くのではなく、しっかり骨に触れることがポイントです。

では確認方法です。
まず骨盤ゼロポジションの条件①と②を先にチェックします。
⬇左右の上前腸骨棘に触れて、上下・前後方向が同じかチェックしてください。

図6 仙腸関節の靭帯

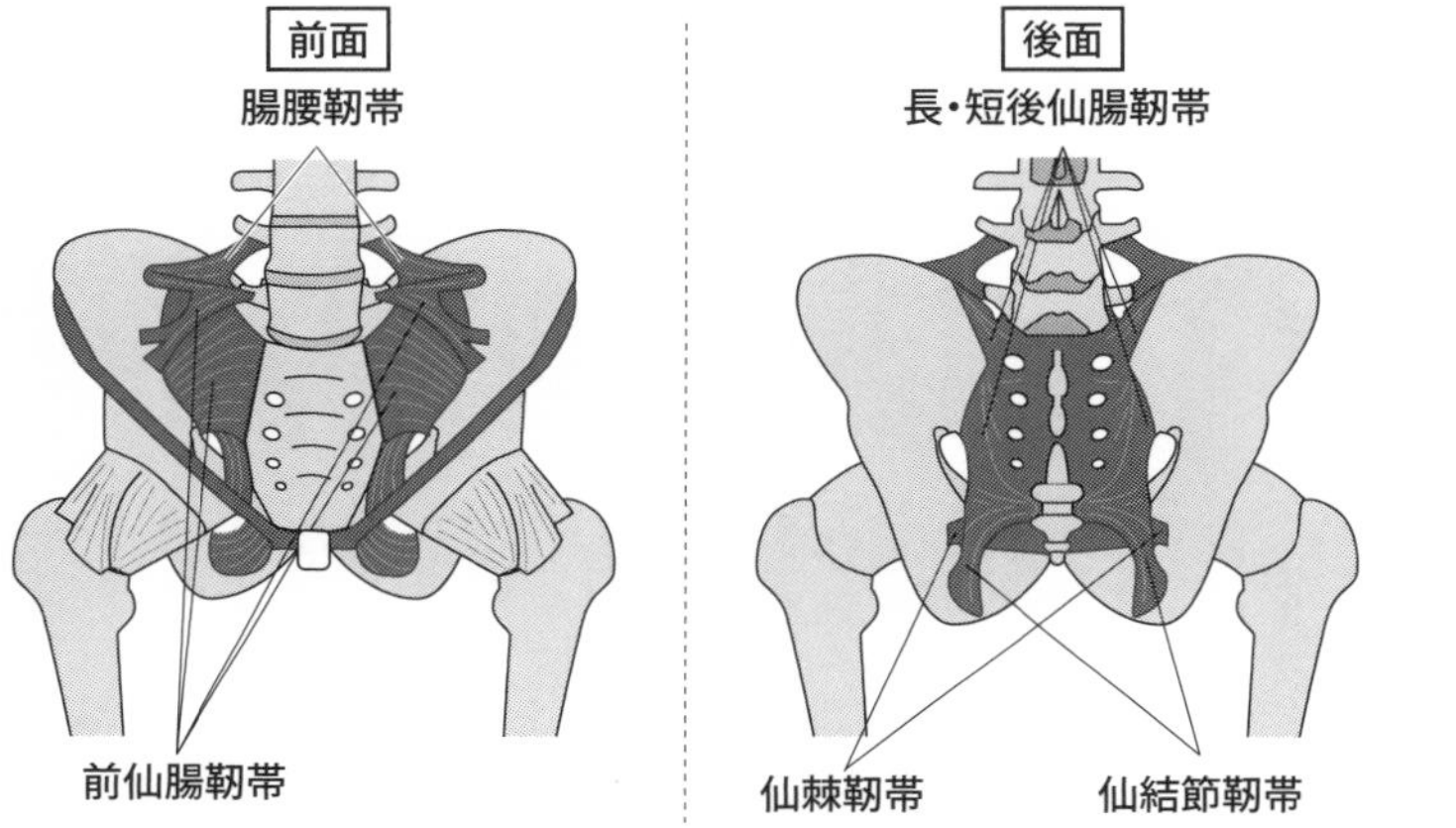

そして条件③をチェックします。

⬇片手の中指の先端で同じ側の上前腸骨棘をさわり、反対の手の中指の先端で恥骨をさわります。上前腸骨棘と恥骨結合が垂線上にあるかチェックしてください。

条件①〜③をクリアした状態が「骨盤ゼロポジション」となります。

■骨盤の仙腸関節に付着している靭帯

骨盤の仙腸関節の周囲にはたくさんの靭帯《じんたい》が付着しています。簡単に歪《ゆが》まないように人体の中でも最強クラスの強い靭帯が多く集まっています（図6）。

＊**腸腰靭帯**《ちょうようじんたい》：下部腰椎の横から腸骨の上部内側後面に付着している強い靭帯

＊**前仙腸靭帯**《ぜんせんちょうじんたい》：仙腸関節の前面の上から下まで広い範囲に付着している靭帯（仙腸関節に付着す

る靭帯の中で最も弱い靭帯です。腸腰靭帯の下部とくっついている人も多いです）

＊長・短後仙腸靭帯《ちょうたんこうせんちょうじんたい》：仙腸関節の後面の上から下まで広い範囲で付着している靭帯

＊骨間仙腸靭帯《こっかんせんちょうじんたい》：長・短後仙腸靭帯のすぐ前（深部）にある仙腸関節の間をつなぐ短く厚い靭帯です。身体の中で最も強力な靭帯の一つ

＊仙結節靭帯《せんけっせつじんたい》：仙骨と尾骨の外側と腸骨の後ろから坐骨結節との間に付着しているとても強力な靭帯

＊仙棘靭帯《せんきょくじんたい》：仙結節靭帯のすぐ前（深部）にあって仙骨と尾骨の外側から坐骨のすこし上にある出っぱり部分に付着する靭帯（仙結節靭帯とアルファベットの「X」のように交差しています）

このように、仙腸関節は多くの強力な靭帯で補強されているため事故や転落以外で歪むことはまずないですが、これらの靭帯に非常に強いもしくは持続的なストレスが加わった場合には、靭帯に炎症や痛みが出現して骨盤の傾きや動かしにくさが生じます。

■骨盤に付着している筋肉

骨盤にはたくさんの筋肉が付着しています。背骨から股関節や膝にまでまたがる筋肉で、あらゆる身体の動きにかかわっています。骨盤に付着する靭帯も多いのですが、それに負けじと四方八方、浅層から深層までさまざまな筋肉が重なり合っています（**図7**）。

つまり、これらの筋肉が骨盤の傾きや動きをコントロールしていますし、逆に骨盤と連携する

図7 骨盤の筋肉

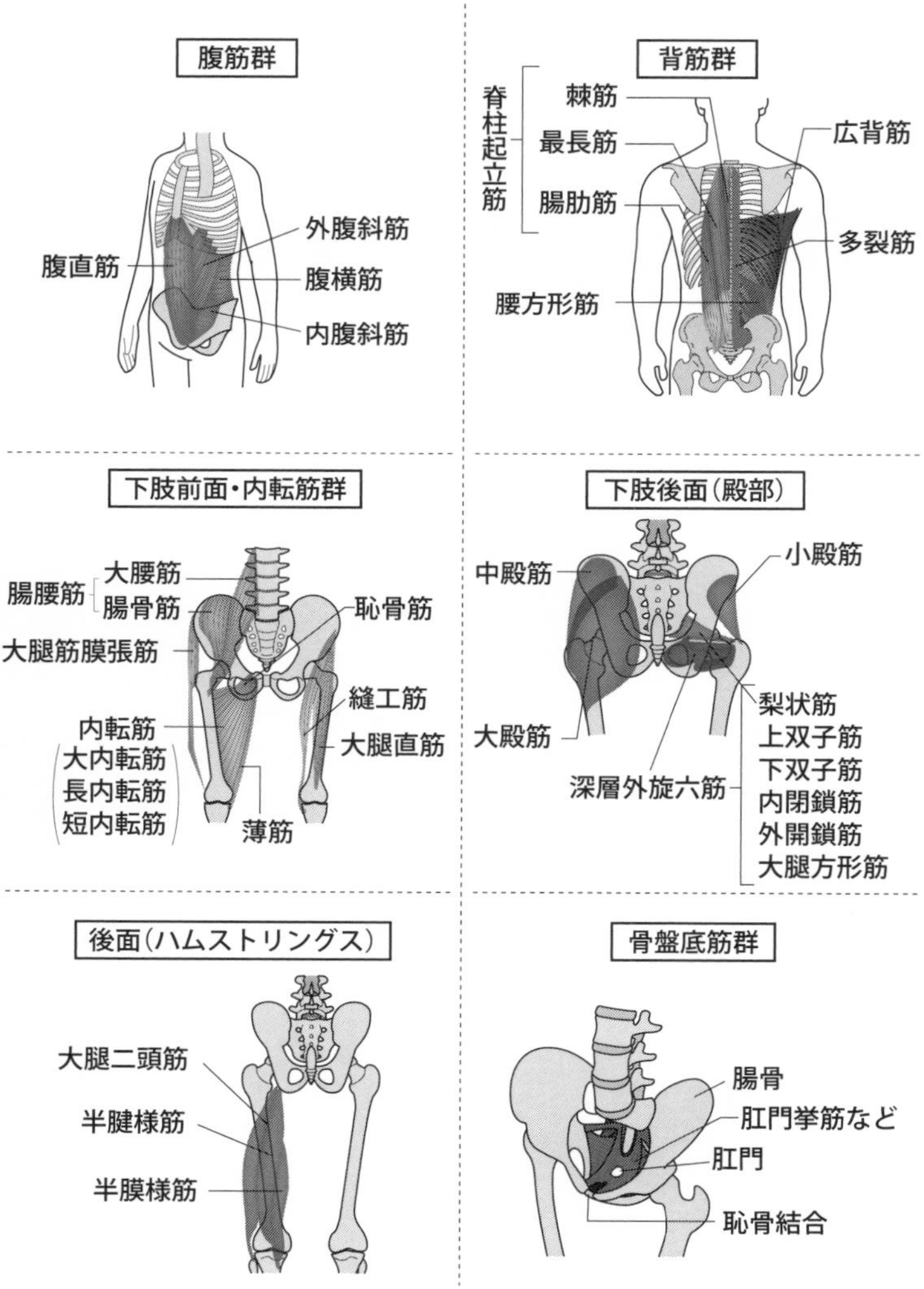
腹筋群
外腹斜筋
腹直筋
腹横筋
内腹斜筋
背筋群
脊柱起立筋
棘筋
最長筋
腸肋筋
広背筋
多裂筋
腰方形筋
下肢前面・内転筋群
腸腰筋
大腰筋
腸骨筋
恥骨筋
大腿筋膜張筋
縫工筋
内転筋
大腿直筋
大内転筋
長内転筋
短内転筋
薄筋
下肢後面（殿部）
小殿筋
中殿筋
梨状筋
上双子筋
大殿筋
下双子筋
深層外旋六筋
内閉鎖筋
外閉鎖筋
大腿方形筋
後面（ハムストリングス）
大腿二頭筋
半腱様筋
半膜様筋
骨盤底筋群
腸骨
肛門挙筋など
肛門
恥骨結合

ことで、さまざまな手や足の動きを可能にしています。

＊腹筋群：腹直筋《ふくちょくきん》、腹斜筋《ふくしゃきん》、腹横筋《ふくおうきん》
＊背筋群：腰方形筋《ようほうけいきん》、広背筋《こうはいきん》、脊柱起立筋《せきちゅうきりつきん》、多裂筋《たれつきん》
＊下肢前面の筋群：腸腰筋《ちょうようきん》、大腿直筋《だいたいちょっきん》、大腿筋膜張筋《だいたいきんまくちょうきん》、縫工筋《ほうこうきん》
＊下肢後面の筋群：大殿筋《だいでんきん》、中殿筋《ちゅうでんきん》、小殿筋《しょうでんきん》、ハムストリングス（大腿二頭筋《だいたいにとうきん》、半腱様筋《はんけんようきん》、半膜《はんまく》様筋《ようきん》）、深層外旋六筋《しんそうがいせんろっきん》（梨状筋《りじょうきん》、外閉鎖筋《がいへいさきん》、内閉鎖筋《ないへいさきん》、大腿方形筋《だいたいほうけいきん》、上双子筋《じょうそうしきん》、下双子筋《かそうしきん》）
＊内転筋群：大内転筋、長内転筋、短内転筋、恥骨筋、薄筋《はっきん》
＊骨盤底筋群：深会陰横筋《しんえいんおうきん》、尿道括約筋《にょうどうかつやくきん》、肛門挙筋《こうもんきょきん》、尾骨筋

このように、骨盤を安定させるためには、靱帯だけでなく筋肉も重要な役割をしています。そして、これらの筋肉が硬くなったり、筋力が弱くなったり、動かし方を忘れたりすると、骨盤の傾きや動かしにくさが生じます。

■仙腸関節周囲に付着している靱帯と筋肉の関係

仙腸関節の周囲に付着している靱帯に付着している筋肉があります。ちょっとややこしいですね。専門家でなければ細かく覚える必要はありませんが、仙腸関節の靱帯には、背骨から股関節、膝関節にまで及ぶたくさんの筋肉がつながっているということだけ覚えておいてください。

参考までに次のとおりです（ご興味を持たれるのは専門知識のある方と思いますので初出の筋肉についての解説は割愛します）。

＊仙結節靭帯《せんけっせつじんたい》：大腿二頭筋・大殿筋・脊柱起立筋・多裂筋・骨盤筋膜（骨盤腔の中にある筋膜）・梨状筋・胸腰筋膜（背中から骨盤にある筋膜）

＊仙棘靭帯《せんきょくじんたい》：尾骨筋・骨盤筋膜

＊後仙腸靭帯《こうせんちょうじんたい》：脊柱起立筋・多裂筋

＊長後仙腸靭帯：大殿筋・脊柱起立筋・多裂筋・胸腰筋膜

＊腸腰靭帯《ちょうようじんたい》：脊柱起立筋・腰方形筋

このことは靭帯と筋肉が互いに関係し合うことを意味します。たとえば、仙腸関節が動くことで靭帯が引っぱられると、付着する筋肉も引っぱられるということです。逆に筋肉に力を入れて収縮させると、その筋肉が付着する靭帯は引っぱられるということです。

これを踏まえると、もし痛みなどの不調が生じたときには、痛みのある場所だけが原因とは限らないということです。遠く離れた場所にある筋肉の問題が根源の可能性もあるということです。つまり、これらの靭帯や筋肉が互いに関係し合っていることを想定しながら、狙いを定めてストレッチや筋トレをおこなうと効果的となります。

繰り返しますが、これは専門家レベルの話です。専門家でなければ、のちほどご紹介している運動を覚えていただき実践していただければ大丈夫です。これらの靱帯と筋肉の関係も網羅《もうら》したメニューとしておりますのでご安心ください。

要は、仙腸関節の靱帯には上半身と下半身の筋肉がつながっているため、不調の根源はそのいずれかにある可能性が高いが、細かいことは考えずに全部よくしてしまえばいいということです。

■骨盤のニューテーション、カウンターニューテーション

先に述べたとおり、立っているとき上半身の重みは背骨の土台部分にあたる仙骨に加わります。つまり、仙骨は下に押し下げられています。下半身からの床反力つまり足に荷重をかけたときに床から押し返される力は、寛骨を上に押し上げる方向に加わります。その上半身の重みと下半身からの床反力が交わる部分が仙腸関節です。

仙腸関節はわずか平均2度程度の可動性があるとお話ししましたが、上半身や下半身の動きに応じて2種類の動き方をするとされています。それが、「ニューテーション」と「カウンターニューテーション」というものです（**図8**）。

「ニューテーション」とは、寛骨に対して仙骨がうなずく運動（厳密には仙骨の前傾と寛骨の後傾）のことを言います。仙骨がうなずくと仙腸関節はギュッと締まって安定した状態になります。

仙骨がうなずくと仙結節靱帯、仙棘靱帯、骨間仙腸靱帯、前仙腸靱帯の張力が増加して構造的に安定するためです。

図8 ニューテーションとカウンターニューテーション

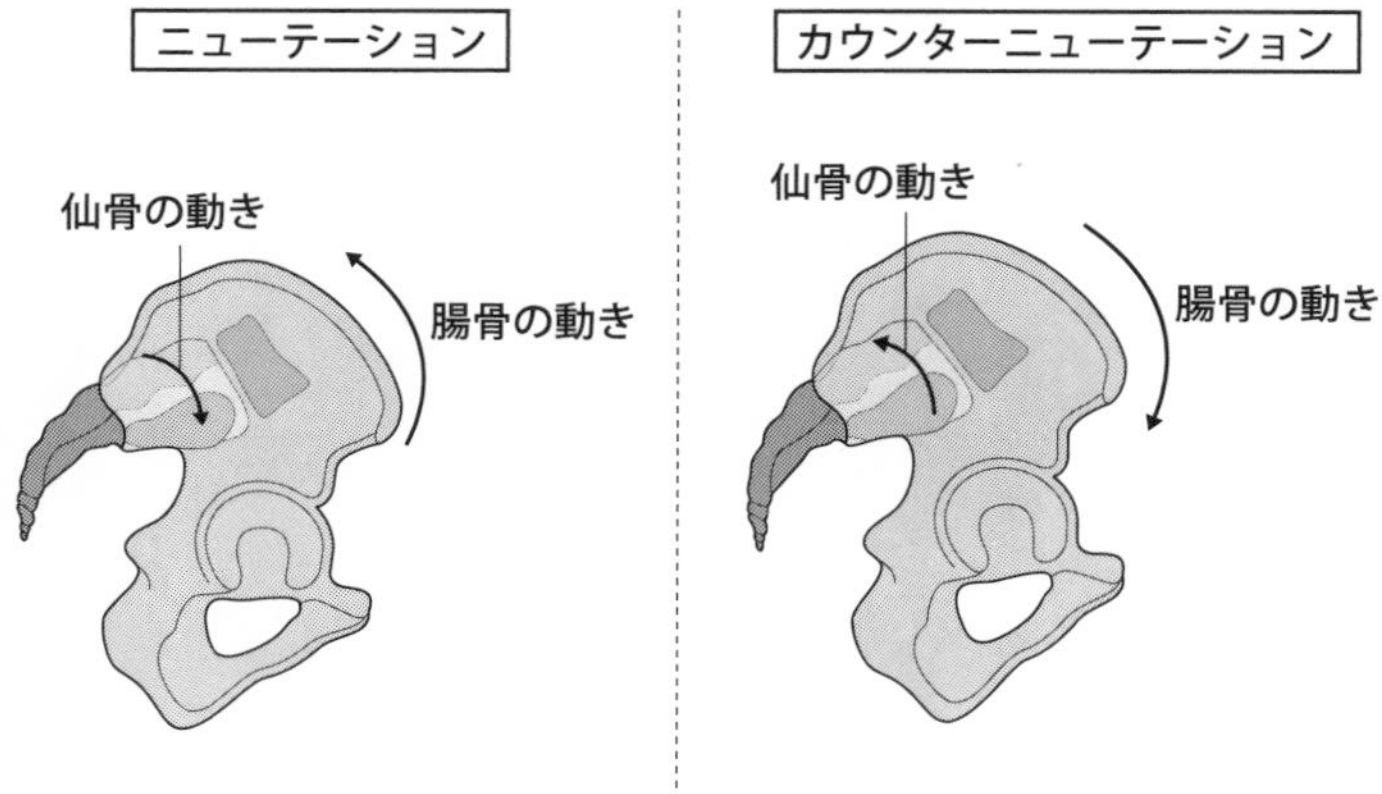

「カウンターニューテーション」とは、寛骨に対して仙骨が起き上がる運動（厳密には仙骨の後傾と寛骨の前傾）のことを言います。

仙骨が起き上がると仙腸関節はゆるんで不安定な状態になります。

仙骨が起き上がったときに張力が増加するのは長後仙腸靱帯だけとされています。仙骨のうなずき運動に比べて随分少ないことからも、関節の構造としては不安定なのが想像できると思います。

要は、仙腸関節は仙骨がうなずくと安定して、仙骨が起き上がると不安定になるということです。

■仙腸関節の安定に関わる筋肉と靭帯

仙腸関節の安定性は、靭帯と筋肉の両方がバランスをとりながら支えているのですが、わかりやすく極端に表現すると次のとおりになります。

仙骨がうなずくと、多くの靭帯の張力が増加して構造的に安定します。つまり、**仙骨がうなずい**

た状態は、靭帯によって支えられた状態です。

一方、仙骨が起き上がると、靭帯による支えが少ないため構造的に不安定です。そのままでは壊れてしまいます。そのため、どのように安定させるかというと筋肉の収縮によって関節を安定させます。つまり、**仙骨が起き上がった状態は、筋肉によって支えられた状態**です。

要は、仙腸関節は仙骨がうなずいたときは靭帯で支え、仙骨が起き上がったときは筋肉で支えているということです。

■仙腸関節と姿勢の関係

では、具体的にはどのような姿勢のときに仙骨のうなずきや起き上がりが起こるのかお話しします。

一般的な体型の人であれば、普通に立位や座位になったとき仙骨はうなずき、仰向けで寝ているとき仙骨は起き上がります。

立位や座位のとき、上半身の重心は仙骨のすこし前をとおります。そのため、上半身の重みによって仙骨はうなずく方向に力が加わります。ただし、これは立ち方、座り方で変わってきます。たとえば身長や座高を測るときのように思いっきり背筋を上へ上へと伸ばした姿勢では、骨盤（寛骨）は前傾して、仙骨は起き上がる方向に動きます。背骨がS字に弯曲しているよりも、まっすぐに伸びたほうが身長は高くなりますので、仙骨を起こして腰椎の前弯カーブを軽減させたほうが高くなるからです。

仙骨が起き上がった姿勢は、靱帯での支えは少なく不安定な状態となるため、筋肉で支えた姿勢です。背筋を伸ばしたよい姿勢が疲れやすいのはこのためです。

一方、立位でも座位でも力を抜いた姿勢や背中が丸まったねこ背姿勢の場合だと、仙骨はうなずく方向に動きます。だらんと力が抜けた姿勢では、骨盤は後ろに倒れますので寛骨は後傾します。それに対して背骨はC字に弯曲して頭が前にきますので背骨の根元にあたる仙骨はうなずきます。仙骨がうなずいた状態は多くの靱帯で支えられた安定した状態ですので、筋肉を使わなくてもよい姿勢です。力が抜けた楽な姿勢、いわゆる悪い姿勢が疲れにくいのは靱帯で支えた姿勢だからです。

今度は仰向けで寝ているときです。仰向けで寝ると骨盤は下前腸骨棘《かぜんちょうこつきょく》（上前腸骨棘のすこし下にある出っぱった部分）に付着している大腿四頭筋《だいたいしとうきん》（太ももの前にある筋肉）に引っぱられて前傾します。つまり寛骨は前傾します。それに対して仙骨は、腹部にある内臓の重さによって腰椎は下に押し下げられ、腰椎の前弯カーブが減少するため仙骨は起き上がります。

しかし、仰向けで寝ていても、両膝を曲げて立てると変わってきます。膝を立てると大腿四頭筋はゆるむため、骨盤は引っぱられずにすみます。膝をどれだけ曲げるかにもよりますが、膝を立てれば立てるほど股関節は曲がってくるため骨盤は後傾する方向に動きます。つまり寛骨は後傾します。それに対して仙骨は相対的にうなずき方向に動きますので先ほどとは逆の動きとなります。

このように姿勢によって、仙腸関節は寛骨に対して仙骨がうなずいたり、起き上がったりと動きます。ここで重要なのは、どちらも長時間同じ姿勢をしないということです。仙骨がうなずいた状態は多くの靱帯で支えられて安定した状態です。これは、上半身と下半身の力の伝達には効果的で、持続性にも優れている状態です。しかし、逆に考えてみると靭帯にとってはストレスがかかった状態と言えます。

靭帯に身体をあずけて、寄りかかった状態の楽な姿勢は、ついつい長時間してしまいがちです。ですが、靭帯からしてみたら常に引き伸ばされるストレスが加わり続けていますから、たまったものではありません。そのうちに靭帯が伸びてゆるんでしまうと関節は不安定になったり、靭帯に炎症が起こったりと、痛みや不調の原因になってしまいます。

次に、仙骨が起き上がった状態は靭帯の支えはわずかですので不安定な状態です。そのため、その不安定さを筋肉によって支えている状態ですね。これも筋肉の立場から考えてみれば、骨盤を安定させるために常に働かせられ続けている状態と言えます。

筋肉は収縮することで強くなっていきますので、筋トレという意味では効果があります。しかし、筋肉の限界を超えて働かせ続けると、筋肉は壊れてしまって炎症が起こり、痛みや不調の原因になってしまいます。

要は**仙骨のうなずきは靭帯中心、仙骨の起き上がりは筋肉中心で支えた姿勢であるため、必ず交互に姿勢を変えなければ痛みや不調が生じてしまう**ということです。さらに言うと、姿勢や動作の目的に応じた使い分けができると不調知らずになれるということです。これについては、第4章で詳しく説明します。

「背骨」入門

■背骨の構造と位置

背骨は上から、頚椎《けいつい》が7個、胸椎《きょうつい》が12個、腰椎《ようつい》が5個の24個と、さらに骨盤の一部である仙骨が1個、尾骨が1個の構造をしています（図9）。

また、胸椎には左右12本ずつの肋骨《ろっこつ》がついていて、前胸部の中心にある胸骨とつながっています。この胸椎、肋骨、胸骨で囲まれた外郭部分のことを胸郭《きょうかく》と言います。

背骨は前後方向にS字カーブをしています。頚椎は前にカーブ（前弯）しています。胸椎では後ろにカーブ（後弯）しています。さらに腰椎では前にカーブ（前弯）して、仙骨・尾骨（骨盤）で後ろにカーブ（後弯）しています。前弯と後弯が交互に続く構造をしていて、Sの字が2つある状態です。

頚椎から仙骨に至るまでの背骨一つ一つの間は関節になっています。背骨の数は頚椎・胸椎・腰椎は合わせて24個、そして仙骨が1個ですので、背骨の関節の数は24個となります。背骨は関節がとても多い部位です。

背骨と背骨の間には椎間板《ついかんばん》があります。椎間板は衝撃を吸収してくれるクッションの役割をしています。背骨のいちばん上の頚椎と二番目の頚椎との間の関節は特殊な形をしていて椎間板は存在しません。そのため、背骨にある椎間板の数は関節の数より1つ少ない23個となります。

■加齢に伴う背骨の変化には性差がある

日本人の加齢に伴う背骨の変化（年齢10代〜90代）に関する調査結果によると、背骨の部位によって男性と女性では特徴に差があります。どのような特徴があるか自分と比較してみましょう。

ただし、年齢が高くなれば高くなるほど個人差が大きくなるということもわかっていますので、あくまで平均的な背骨の加齢性変化として参考にしてください。

＊頸椎

頸椎については、加齢に伴う変化に男女で差はありません。次のような特徴が男女とも現れやすいです。

◆**構造**：加齢に伴って前弯は増大していき、頸椎（そのもの）や椎間板の高さは減少、脊柱管《せきちゅうかん》（脊髄の通り道）は狭くなっていく傾向があります。

◆**柔軟性**：加齢に伴って全般的に減少しますが、とくに下を向くよりも上を向くのが制限される傾向があります。

要は、男女とも「頭の位置が前に出て」「上を

図9　背骨の構造

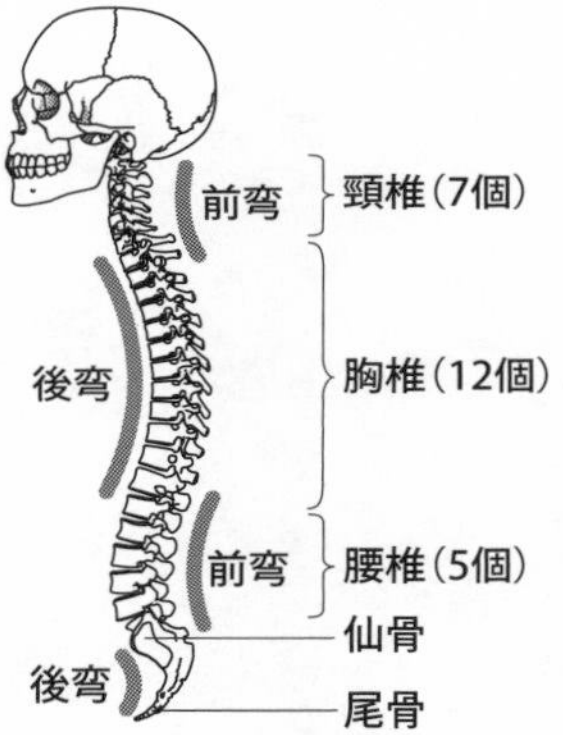

向きづらくなる」人が多いということです。

＊胸椎・腰椎

胸椎・腰椎については、加齢に伴う変化に男女で差があります。

◆**構造**：加齢に伴って骨盤後傾、腰椎前弯減少、胸椎後弯増加していき、背骨全体が前傾していく傾向があります。この加齢性変化は、男性よりも女性において顕著であるという特徴があります。見た目の特徴としては、男性はねこ背の人が多く、女性は反り腰の人が多いという傾向があります。

◆**柔軟性**：男性は加齢に伴って「背中を反りづらくなる」そして「腰は曲げる・反る両方硬くなる」傾向があります。女性は加齢に伴って「背中を丸めづらくなる」そして「腰は曲げる・反る両方硬くなる」傾向があります。

腰については男女とも硬くなりますが、背中の柔軟性については男女で差があるということです。要は加齢に伴って「男性は反るのが苦手」「女性は曲げるのが苦手」の人が多いということです。

■背骨の加齢性変化と骨盤の関係

背骨の加齢性変化について、ここまでの流れからすると男女で差があるのは「胸椎」そして「男性よりも女性のほうが変化しやすい」となります。そのため、ついつい差のある「胸椎」に注目してしまいがちですが、ポイントは違います。

大事なポイントは、腰椎の変化がとても大きいということです。男女とも腰が硬くなって腰が丸まってしまう傾向があるということです。腰椎の下には骨盤があります。腰椎の変化は直接骨盤に影響します。腰の反りが減少していくと、バランスをとるために骨盤は後傾します。逆に言うと、腰が反れなければ、骨盤を前傾させることはできないということです。

しかし、腰が丸まったり、ねこ背の姿勢は格好がいいものではありませんので、無理やりにでも骨盤を立たせてキレイに見せようとする人がとても多いです。ですが、この無理やりに立たせた骨盤は、正しく前傾した骨盤ではありません。中途半端に立たせた骨盤です。

中途半端にしか立たせることのできない骨盤の人は、背骨に関して言えば腰が硬くなって、丸まってしまっている人の可能性が高いということです。詳しくは後述しますので、背骨と骨盤には関連性があるということを覚えておいてください。

要は、背骨の加齢性変化によって「骨盤は後傾」もしくは「中途半端」になる人が多いということです。

■背骨の変化は気づきにくい

さて、加齢に伴って背骨が変化していくことについて述べましたが、みなさん自分の背骨と比較することはできましたか。なんとなく「以前よりも姿勢が悪くなったなぁ」「反りづらくなったなぁ」「曲げづらくなったなぁ」と共感された人も多いのではないでしょうか。

しかし、共感はしつつも、具体的に「どこがどう」とまで、はっきり自覚されている人はいないかと思います。頸椎から腰椎まで背骨は24個もありますから、その中の「11番目の背骨がこの日から動きが悪くなった！」などと自覚することは至難の業《わざ》となります。

事故やケガなどで背骨を損傷された場合は別で、日付をはっきり覚えている人はいると思いますが、それでも「何番目の背骨」が……というのは覚えていない人が多いです。それが、加齢に伴う日々の背骨の構造や柔軟性の小さな小さな変化となったら、気づけないのが当然だと思います。

それは、繰り返しになりますが背骨が24個もあるからです。頸椎から仙骨まで関節が24個もあるからです。それが一列に連なって、S字カーブをしているわけですから、専門家でも背骨のどこに問題が生じたかをすぐに発見できる人はなかなかいません。一般の人であればなおさらです。

一方、手足の関節はどうでしょうか。膝や肘《ひじ》、手首、指などがすこしでも曲げづらくなったり、伸ばしづらくなったりしたらすぐに気づきますよね。たとえば足が浮腫《むく》んでいたら、しゃがんだり正座したりしたときに抵抗感を感じるのですぐにわかります。

それは、背骨と同じように大雑把に関節の数を数えると（正確には背骨も手足も細かい関節はもっとあります）、膝は関節が1個だからです。動く場所が1ヵ所しかなければ、ごまかしようがなく、すこし硬くなっただけでも動きに直結するためすぐに気づくのです。

ほかの手足の関節も大雑把に見れば基本的にはそれぞれ1個です。だから手足の関節の変化には気づきやすいのです。ところが、背骨は24個も関節がありますから、たとえその中の1つが硬くなったとしても、残りの23個の関節が補ってくれます。しかも23個もありますから、1個の関節の硬さを23個で分割すると、補う分はほんのわずかです。そのため、動きには直結せずに目的動作がおこなえてしまうので、硬い部分は隠れてしまって気づかないのです。

■背骨の変化に気づかないと大変なことに

逆に考えると、24個の背骨はそれぞれ補い合ってくれるので、どこかに不具合が生じても何とか機能を維持して生活を継続することが可能です。素晴らしいシステムです。しかし、補っているほうの背骨の負担はわずかだとしても確実に増えていますから、いずれは補っている背骨まで不具合が生じることになってしまいます。すると次はまたほかの背骨が補い、負担がさらに増え、またほかの……という悪循環に陥《おちい》っていきます。よって、そのまま放置せずに早く悪循環から抜け出す必要があります。

ところが、背骨同士が補い合うという性質が仇《あだ》となって、悪循環に陥っていることすら気づいていない人が多いというのが問題です。この背骨の小さな変化に気づかないでいると、そのうち背骨の変形や圧迫骨折、慢性的な痛みなど恐ろしいことへと進展してしまう可能性があります。

何も不具合がなく、気がついていないうちはまだ悪循環の初期です。ですが「背骨の動きが硬いなぁ」などと自覚している人、「腰が痛いなぁ」などと症状が出ている人は、すでに背骨の変化が相当に進んでいることを意味します。早く対処しなければなりません。

ですが、背骨の変化に気づくこと自体が難しいわけですから、対処しようもありません。そこで登場するのが「骨盤」ですね。骨盤を頼りに早く気づくようにしていけばよいのです。

■背骨は理想の上司

突然ですが、あなたにとって理想の上司はどのような人ですか？　リーダーシップのある人？有言実行できる人？　決断力がある人？　人によってさまざまあると思いますが、私にとっての理想の上司は、「自分がやりたいことを否定せずに上手にサポートしてくれる」そして「困ったときにはそっとフォローしてくれる」人です。

いかがですか？　こんな上司だったら部下は生き生きと仕事に邁進《まいしん》できますよね。でも「そんなドラマのような上司なんて現実にはいないいない」と思われた人もいるかと思います。が、それがいるのです。

幸せなことに私は上司に恵まれていまして、これまでたくさんの場面でサポートやフォローをいただき、多くの経験を積ませていただきました。私みたいな小輩がいまこうして執筆のお話をいただけるのは上司のおかげです。

で、なぜこのような話をしたかというと、実はあなたの身体の中にも、この理想の上司がいるからです。その上司というのは「背骨」です。

まずは「やりたいことをサポートしてくれる」お話からです。

人が手や足を動かすときに背骨は連動して動きます。手先や足先を動かすくらいだと連動はしませんが、それよりも上の関節を動かすときには、背骨は動いてなさそうな動きだとしても、実は背骨は動いています。

たとえば、テーブルの上のコップを取ろうと右手を伸ばしたとき、背骨は前かがみと左にねじれる動きが生じています。普段は無意識におこなうことなのでなかなか気がつかないと思います。なぜ手足の動きに連動して背骨が動くかというと、そのほうが安全で効率的だからです。

関節を動かせるマネキンのような人形で考えるとわかりやすいです。先ほどと同様に前にあるコップを取る場面をイメージしてください。右手を前に伸ばすためにはマネキンの肩の関節のところをクルクルと回します。これは純粋に右手だけを前にピーンと伸ばした状態です。これでコップを握れたとします。リーチの長さは右腕の長さ分だけです。

今度は、背骨を前かがみにして、さらに左にねじることを加えると、当然右手のリーチの長さは伸びますのでコップを通り過ぎることになります。そのため、右腕はその分だけ伸ばさなくてもよくなりますので、肘を曲げてもコップを握れることになります。

このように一つの関節だけで動くよりも、いくつかの関節ですこしずつ動いたほうが、一つの関節に加わる負担は少なくなり、余力を残すことができます。**余力が残らない動作というのはケガのリスクが高くなる動作**となりますので、余力を残すことが大切です。背骨が安全性を高めてくれます。

また、ボクシングでパンチをするようなスポーツも同じです。腕の長さだけでなく、背骨も連動して動くことでリーチの長さが伸びます。その分、相手にパンチが当たりやすくなります。さらに、腕だけでパンチするよりも背骨の加勢があったほうがパンチ力は強くなります。背骨がパフォーマンスを高めてくれます。

つまり、背骨は日常生活やスポーツに至るまであらゆる動作を安全で効果的におこなえるようにサポートしてくれる理想の上司ということです。

次に「困ったときにそっとフォローしてくれる」お話です。

たとえば、右の股関節を痛めて曲げづらくなったとしましょう。階段を上るとき、股関節が曲げづらいと右足を上の段に乗せることが大変になります。そのとき、すかさず背骨は腰椎を丸めて骨盤を後傾させ、さらに腰椎の右側を縮めて右骨盤を挙上させ、右股関節が曲げづらい分を骨盤を傾斜させせて助けてくれます。これも本人としては無意識にやってしまうくらい、気づかないようにそっとフォローしてくれます。ほかの関節に不具合が生じたときも同じです。

このように、背骨は困ったときにそっとフォローしてくれる理想の上司ということです。

自分の身体には「背骨」という理想の上司がいますので、安心して自信を持って生活を送ることができます。でも上司に頼りっきりで背骨自体に不具合が生じてしまったらサポートもフォローも難しくなります。やはり背骨を大切にしていくことが重要となります。そのためにも、骨盤から教えてもらって背骨の変化を早期発見して守っていきましょう。

■胸腰椎の関節可動域

関節可動域は関節が動く範囲のことで、角度で表します。個人差はもちろんありますが、おおよその正常値があります。

本書では骨盤に大きく関わる胸椎と腰椎の関節可動域について解説します。臨床《りんしょう》では一般的に胸椎と腰椎を合わせた胸腰椎として関節可動域を測定しています。

胸腰椎の関節可動域は4方向あり、まっすぐ座った状態がスタートポジションの0度となります。骨盤はゼロポジションを保持した状態で固定して、胸腰椎だけを動かして測定します。基本的に胸椎のいちばん上の背骨から腰椎のいちばん下の背骨までで、どのくらい動かせるかを測定します。

ただ、医療者でも正しく測定するのはちょっと難しいです。なぜなら、胸腰椎を動かそうとすると骨盤も一緒に動いてしまうためです。骨盤はゼロポジションを保持した状態で、胸腰椎だけ動かさなければ正しい可動域を知ることはできません。なので、本書では難しいことはせず、自分でも簡単にチェックできる方法を考案して、第3章で解説していますのでご安心ください。参考までに胸腰椎の可動域を掲載しておきます。

屈曲《くっきょく》：上半身を前に屈《かが》める動き。参考可動域45度
伸展《しんてん》：上半身を後ろに反らせる動き。参考可動域30度
側屈《そっくつ》：上半身を横に倒す動き。参考可動域50度
回旋《かいせん》：上半身をねじる動き。参考可動域40度

「股関節」入門

■股関節の構造と位置

股関節は、骨盤の外側にある凹《へこ》み（寛骨臼《かんこつきゅう》）に、太ももの骨の球状の先端（大腿骨頭《だいたいこっとう》）がはまりこむ構造になっています。大腿骨頭の3分の2が寛骨臼の中に入りこんでいて、体重をしっかり支えられるような構造になっています。

寛骨臼と大腿骨頭の表面は軟骨で覆われているため、衝撃を吸収してくれて、滑《なめ》らかに動かすことができます。そして、球状のため前後、左右、回旋と自由自在に動かすことができる関節です（図10）。

股関節の位置について、膝などと違って直接表面からさわることができないのでよくわからないという質問を受けることがあります。簡単に言うと、鼠径部《そけいぶ》と言われる膝を高く引き上げたときにズボンに折り目ができる部分のまん中の奥くらいにあります。その場所を支点に足は動いています。

股関節では1カ所だけ覚えてほしい部位があります。「大転子《だいてんし》」という場所です。鼠径部くらいの高さで、お尻の外側にある出っぱった部分です。大転子は外からさわることができるので、ポイントとなる部分です。本書の中でもときどき登場するため覚えておいてください。

図10 股関節の構造

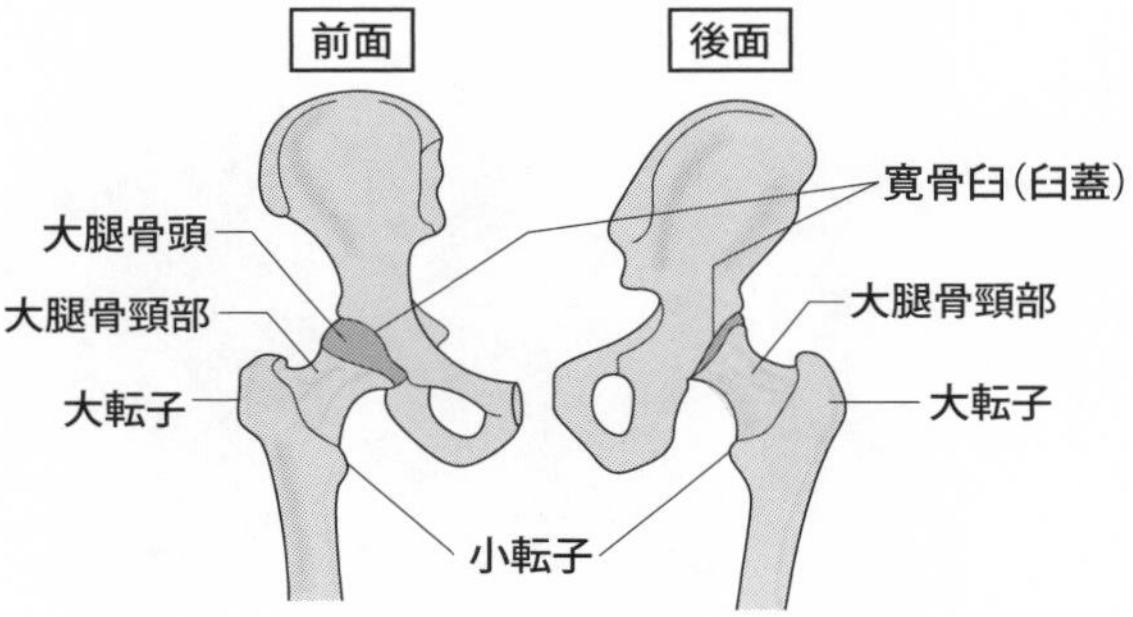

股関節の表面には筋肉がありますが、股関節そのものは関節包という柔軟性のある袋状の組織に包まれています。股関節を動かすときには、関節包の上を筋肉が滑らかに動いている状態です。そして、関節包の内側には滑液包という膜と関節包靭帯（このあと述べる靭帯）があって、しっかりと関節がはずれないように、そして動かしすぎないように補強しています。

股関節の関節包は足のつけ根だけあって、走ったりジャンプしたりするのに耐えうるようにとても強靭で、前方はとくに肥厚《ひこう》しています。

■股関節に付着している靭帯

股関節の靭帯は大きく4つあります（図11）。

＊腸骨大腿靭帯：股関節前面にある靭帯で、アルファベットの「Y」の字を引っくり返したような形になっています（正確には上部と下部に分かれています）。別名Y靭帯とも呼ばれています。

図11 股関節の靭帯

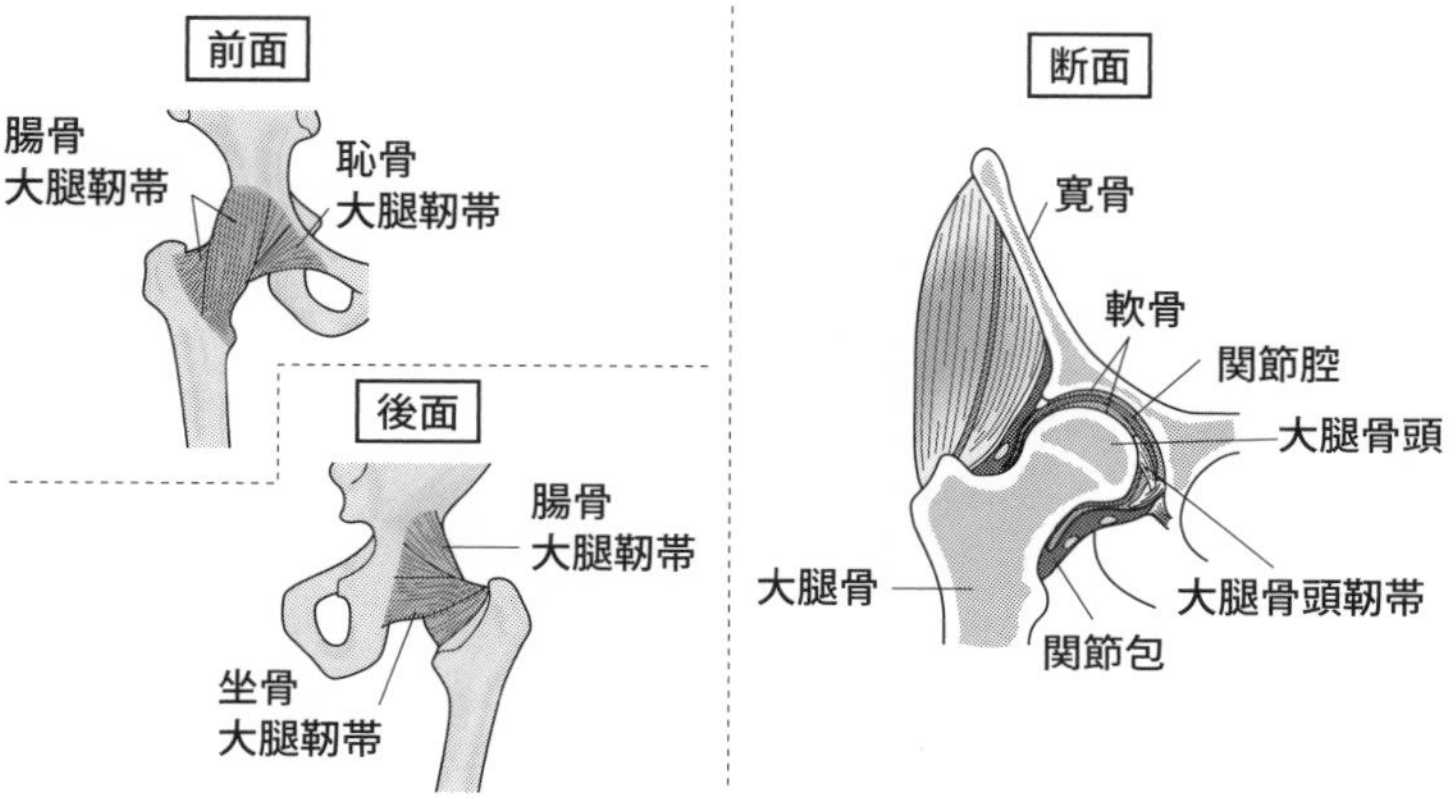

名前のとおり腸骨と大腿骨を結んでいて、人間の身体の中で最強クラスの靭帯です。上部線維は股関節の伸展、内転《ないてん》、外旋《がいせん》を制限（とくに内転を制限）し、下部線維は伸展、外転、内転、外旋を制限（とくに伸展を制限）しています。大腿骨頭の前方脱臼《ぜんぽうだっきゅう》を防いでいます。

＊**恥骨大腿靭帯**《ちこつだいたいじんたい》：股関節前面にある靭帯で、名前のとおり恥骨と大腿骨を結んでいます。恥骨から外下方へと伸びて、股関節の関節包の前下部と癒合しています。腸骨大腿靭帯の一部とも癒合しています。股関節の伸展、外転、外旋を制限（とくに外転を制限）しています。腸骨大腿靭帯とともに大腿骨頭の前方脱臼を防いでいます。

＊**坐骨大腿靭帯**《ざこつだいたいじんたい》：股関節後面にある靭帯で、名前のとおり坐骨と大腿骨を結んでいます。寛骨臼縁の後下部から大腿骨頭を包みこむように、らせん状にまきついています。股関節の伸展、外転、内旋を制限しています。

＊大腿骨頭靱帯《だいたいこっとうじんたい》：股関節の中にある靱帯で、寛骨臼と大腿骨頭を結んでいます。ひものような形で太さ1センチ、長さ5センチくらいで、大腿骨頭の球体のまん中から生えているような靱帯です。ほかの靱帯にはない特徴があります。大腿骨頭靱帯の中に細い血管がとおっていて、大腿骨頭（軟骨部）に直接栄養を与えています。股関節の内転を制限する作用はありますが、大腿骨頭靱帯は骨の連結部を補強する役割というよりも、血管を橋渡しする役割が大きいです。

■股関節に付着している筋肉

筋肉量で見たとき、全身に対する下半身の筋肉が占める割合は約3分の2にもなります。そして、その大半は股関節になんらかの形で関わっています。股関節を動かす筋肉として代表的なものは、お尻にある大殿筋、太もも前側の大腿四頭筋、太もも後ろ側のハムストリングス、太もも内側の内転筋群などがあります。どれも大きい筋肉ですが、小さい筋肉も合わせると全部で20以上の筋肉で股関節を動かしています。

その中でも、股関節の動きに関わる重要な筋肉が5つあります。骨盤にも付着しているため、機能が低下すると骨盤の傾きとして表れます（46ページ参照）。

＊大殿筋：お尻にある筋肉。主に股関節を伸展するときに働く。筋力が落ちてしまうとお尻の膨らみが減って垂れてしまう。大殿筋が衰えると、骨盤はバランスのとり方によって前傾にも後傾にも傾いてしまう。

＊**中殿筋**：大殿筋の奥にあって、お尻の真横にある筋肉。主に股関節を外転するときに働く。筋力が落ちてしまうと片足立ちしたときに骨盤が反対側に傾いてしまう。歩行時には骨盤が交互に傾くためお尻を振っているように見える。中殿筋が硬くなると、あぐらをかくなど股関節を外に開く動作が難しくなる。

＊**大腿直筋**：大腿四頭筋（4つの筋肉の総称）のうち唯一骨盤に付着している筋肉。下前腸骨棘（上前腸骨棘のすこし下にある出っぱった部分）から膝下まで太ももの前を縦長に伸びる筋肉。またぐ動作など主に足を高く上げるときに働く。歩いたり、走ったり、ジャンプしたりする動作にも大きく関与している。大腿直筋が硬くなると大股歩きや走るときなど股関節を伸展したときに骨盤が前傾してしまう。

＊**ハムストリングス**：3つの筋肉の総称で、お尻にある坐骨から膝裏まで太ももの裏を縦長に伸びる筋肉。主に膝を曲げるときや股関節を伸展するときに働く。立ち座り、走る、ジャンプのような動作のときに活躍する筋肉。ハムストリングスが硬くなると座ったときや屈む動作のときに骨盤が後傾してしまう。

＊**大腿筋膜張筋**：中殿筋と大腿直筋の間をとおって、太ももの外側から膝の外側まで伸びる筋肉。大腿直筋や中殿筋とともに足を上げたり、骨盤を支えたりするときに働く。ほかの筋肉が働かなくなったときに代わりに中心となって働く筋肉。O脚X脚の人、膝や股関節が痛い人は硬くなりやすい。大腿筋膜張筋が硬くなると、立ったときや歩いているときに骨盤が前傾しやすい。

■股関節の関節可動域

股関節の関節可動域は6方向あり、まっすぐ寝た姿勢がスタートポジションの0度となります。上半身から足まで一直線なので0度となります。基本的に上半身に対して股関節をどれだけ可動させることができるかの目安です。

ただ、背骨と同様に自分の可動域を知るのはちょっと難しいです。なぜなら、股関節を動かそうとすると骨盤も一緒に動いてしまうためです。骨盤はゼロポジションを保持した状態で、股関節だけを動かさなければ正しい可動域を知ることはできません。実は医療者でも正しく測定するのはちょっと難しいです。そのため、自分でも簡単にチェックできる方法をあとで解説していますのでご安心ください。

参考までに股関節の可動域を掲載しておきます。

屈曲：仰向けで股関節を曲げる動き。参考可動域１２５度
伸展：うつ伏せで足を上に持ち上げる動き。参考可動域15度
外転：仰向けで足を外に広げる動き。参考可動域45度
内転：仰向けで足を内に閉じる動き。参考可動域20度
外旋：仰向けで股関節と膝関節をともに90度曲げた状態から、膝を軸にして時計の針のようにつま先を内側に回転させる動き。参考可動域45度
内旋：仰向けで股関節と膝関節をともに90度曲げた状態から、膝を軸にして時計の針のようにつ

ま先を外側に回転させる動き。参考可動域45度

＊股関節屈曲の真の可動域

股関節屈曲の角度125度というのは、医学の教科書に掲載されている角度になりますが、実は股関節屈曲の真の可動域は違います。死体解剖で骨盤を工具でしっかりと固定したうえで、股関節の屈曲可動域を正確に測定した報告では、股関節が正中位《せいちゅうい》（左右の上前腸骨棘が水平）では平均93度、外転位（開排位）では平均115度でした。

なぜ股関節をまっすぐ曲げると90度くらいしか曲げられないかというと、大腿骨頸部と下前腸骨棘や臼蓋《きゅうがい》（寛骨臼の縁）が接触してしまうからです。つまり、この角度以上の関節可動域は股関節だけでなく、仙腸関節と骨盤後傾（腰椎屈曲）が合わさった可動域となります。

これを踏まえると、日常生活での考え方を改める必要があります。たとえば、椅子によい姿勢で座れるか？という問題です。股関節屈曲90度程度で座れる高さの椅子に股を閉じて座った場合は、ギリギリ骨盤がゼロポジションでいられる状態ですのでよい姿勢が可能です。

ですが低い椅子では股関節が90度よりも大きく曲がることになるため、骨盤ゼロポジションは困難で後傾してしまいます。よって、よい姿勢には構造的になれません。それなのに低い椅子でよい姿勢をしている人は、中途半端に骨盤を立てていて、腰椎を反りすぎている人となります。このような問題が日常生活には潜んでいますが、対処法など詳しくは第5章で解説しています。

■変形性股関節症のステージと主な症状

骨盤に影響を及ぼす股関節の疾患《しっかん》といえば変形性股関節症《へんけいせいこかんせつしょう》が有名です。お困りの方も多いので解説しておきます。

変形性股関節症とは股関節の軟骨が摩耗して関節が破壊されてしまう病気です。女性に多いです。原因は先天性股関節脱臼（生まれつき股関節が脱臼している）や臼蓋形成不全（受け皿となる臼蓋の深さが浅い）など胎児期や幼少期の発育障害による後遺症が主です。

ほかには関節リウマチや骨折（大腿骨頸部骨折、股関節脱臼骨折、骨盤骨折）などがあげられます。わが国では股関節症全体の80％が、これら何らかの原因により続発する変形性股関節症と言われています。

変形性股関節症は4つのステージを経て進行します。

「前期股関節症」⟶「初期股関節症」⟶「進行期股関節症」⟶「末期股関節症」

＊前期股関節症：臼蓋形成不全などがあり、大腿骨頭が十分に覆われていませんが、軟骨は機能しており、関節の隙間は保たれている状態を言います。

＊初期股関節症：関節の隙間がわずかに狭くなったり（軟骨の厚さが薄くなる）、骨硬化（骨が硬くなること）が見られたりする状態です。この段階では、股関節に違和感を覚えたり、筋肉にこわばりを感じたりすることがありますが、痛みは少ない場合が多いです。

＊進行期股関節症：関節の隙間がさらに狭くなり、大腿骨頭周辺、臼蓋の部分に骨棘《こつきょく》（骨のとげ）

と呼ばれる異常な骨組織が形成されたり、骨嚢胞《こつのうほう》と呼ばれる骨の中に空洞が生じたりする状態です。歩くときに痛みを感じたり、しゃがみこみができないなど日常生活に支障をきたしたりする場合があります。整形外科などに受診して「股関節がすり減っていますね」と言われた場合は、概ね「進行期股関節症」と思ってください。股関節に痛みが出はじめてからは、急激に症状が進行することが多いです。

＊**末期股関節症**：最終的に関節の隙間は消失し、骨の変形も進んでしまった状態を言います。荷重がかかる部分の軟骨は消失し、その下にある骨が露出するため、組み合わさった骨同士が直接接触して激しい痛みが生じます。我慢していても日常生活に支障をきたす場合が多いため、人工関節を入れる手術を推奨されることが多いです。

変形性股関節症の方が感じる代表的な症状を進行順（初期──→進行期──→末期）に列記します。

- 以前よりも開脚がしにくくなり、股関節が詰まる感じがする
- 立ち上がり、歩きはじめなど、動きはじめに足のつけ根に痛みを感じる
- 歩いているときに、急に股関節が抜けるような感覚がある
- 長い時間立ったり歩いたりすると股関節が重だるくなったり、痛みを感じたりする

←

- 靴下やストッキングをはくことや足の爪切りが難しくなる

・しゃがんだり、立ったりが難しくなる
↓
・開脚がほとんどできなくなる
・左右の足の長さが違う
・歩いているときに上半身が傾いたり、左右の歩幅が違ったりする

もし思い当たる項目がある人は、変形性股関節症の可能性があります。本書のエクササイズを実践するにあたり不安があるという方は、整形外科医に相談の上、お試しください。

■股関節に加わる負荷

点の連続が線であるように、片足立ちの連続が歩行となります。つまり、歩行時には左、右、左、右と繰り返し片足立ちによる負荷が左右それぞれの股関節に加わっています。上からは上半身の重さによる負荷、下からは足を地面についたときに突き上げられる負荷、この両方が加わるため、股関節には常に大きな負荷が加わっています。

片足立ちになったときに股関節にかかる負荷は体重の約3倍、通常の歩行時は3〜4・5倍、ジョギング時には体重の4〜5倍、階段の上り下りでは体重の6・2〜8・7倍という負荷が加わっています。

負荷の大きさに驚かれた方もいたのではないでしょうか。単純に体重の負荷だけかかるのでは

なく、片足立ちになったときに身体が傾かないように主に中殿筋というお尻の横にある筋肉が骨盤を水平に保とうと働くことが影響しています（正確にはもっとたくさんの筋肉が骨盤を水平に保つのに参加しています）。

もし股関節を動かせるマネキンだったら、片足立ちの格好をさせると足を上げた側に傾いて倒れてしまいます。中殿筋はお尻の横のところで骨盤と大腿骨にまたがって付着している筋肉のため、倒れないように収縮してくれます。そのおかげで倒れずに片足立ちを保つことができますが、骨盤と大腿骨は中殿筋によって引き寄せられますので、股関節には圧縮力が加わります。

そのため、ジョギングや階段など衝撃が大きいものほど、中殿筋はさらに頑張って収縮するため、股関節には大きな負荷が加わるというしくみです。

■歩行時に身体が傾いてしまうのはなぜか

中殿筋が弱いと骨盤を水平に保つことができないため、上半身を傾けることで何とかバランスをとって片足立ちをします。それが、歩行時に身体が傾いてしまう方の原因の一つです。他にも中殿筋以外の筋肉の衰えや、背骨や膝、足首などの可動域が原因で傾いてしまう人もいますが、ここでは股関節について述べます。

では、中殿筋が弱くなる原因は何か？　3つあります。1つ目は単純に運動不足によって中殿筋の筋力が落ちた場合です。2つ目は筋肉痛やストレッチのやりすぎなどで中殿筋に痛みがあって筋力を発揮できない場合です。3つ目は変形性股関節症により股関節が摩耗《まもう》して長さが短く

図12　トレンデレンブルグ徴候（中）とデュシャンヌ徴候（右）

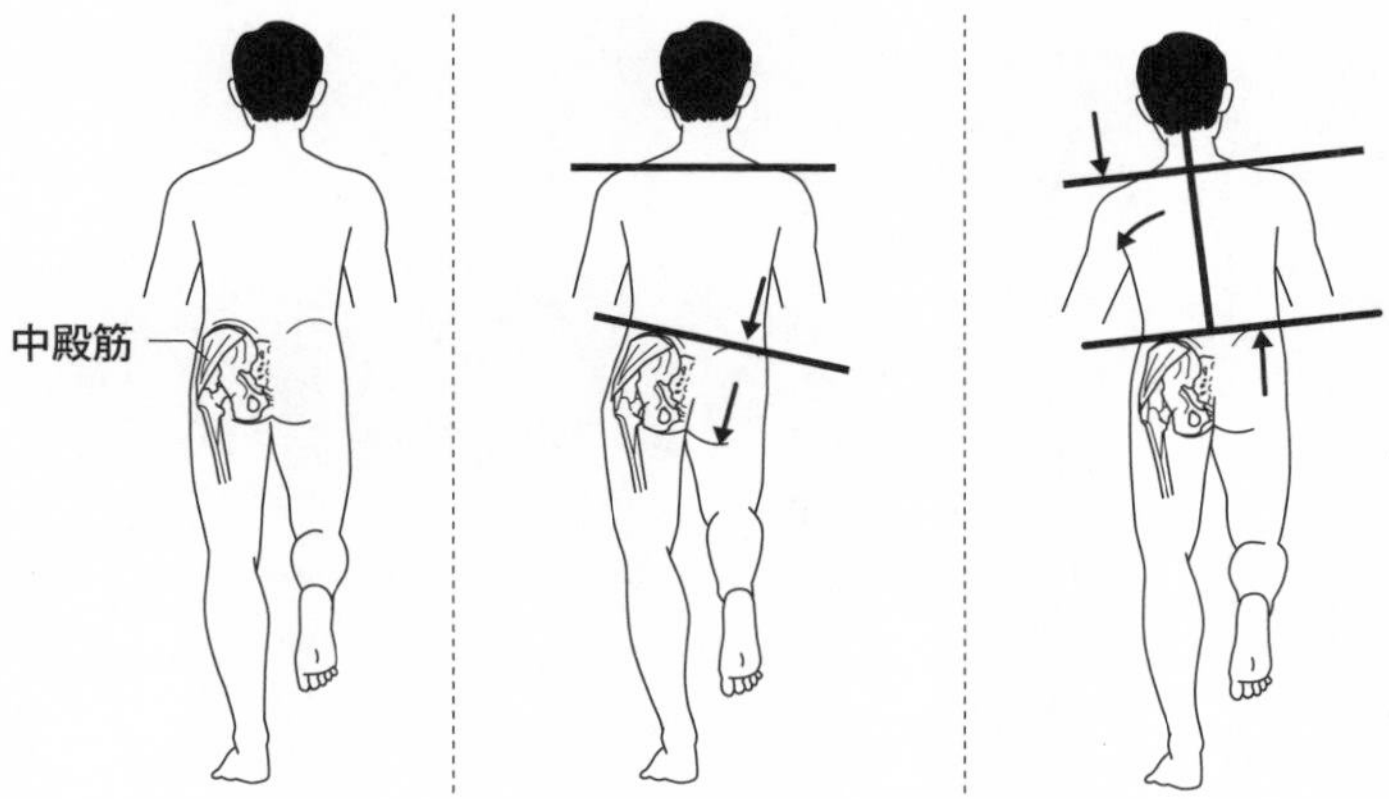

なってしまい、その影響で中殿筋がゆるんで筋力を上手に発揮できない場合です。３つのうちのどれかがあると、骨盤は水平に保てず上半身を傾けて歩くことになります。

中殿筋が弱いときの歩き方には、大きく2通りあります。医学的にはトレンデレンブルグ徴候とデュシャンヌ徴候と言われるものです（図12）。

トレンデレンブルグ徴候とは、足をついた側と反対側の骨盤が下がってしまう歩き方です。上半身は傾かずにまっすぐのままで、骨盤だけが傾きます。そのため、まわりの人には気づかれないことがありますが、本人も自覚していないことがあります。イメージとしてはファッションショーのモデルさんのようにお尻を横に振りながら歩く歩き方です。

デュシャンヌ徴候とは、足をついた側に上半身を傾ける歩き方です。反対側の骨盤は人によって下がったり、水平だったり、上がったりと差があります。これは、まわりの人も本人も気づいている人が多いです。

トレンデレンブルグ徴候とデュシャンヌ徴候のどちらの歩き方になるかは、その人のほかの部位の筋力や可動域によって、戦略（バランスのとり方）が異なってきますので人それぞれです。一般的に人は楽なほうを選択しますので、自分にとって楽な歩き方が骨盤だけ傾ける（トレンデレンブルグ徴候）か上半身を傾ける（デュシャンヌ徴候）かで無意識に判断しています。

■モデル歩きはよい歩き方？　悪い歩き方？

ファッションショーのモデルさんのような歩き方は、中殿筋が正しく使えていない悪い歩き方になるのでは？と思われた方もいると思います（ここではモデルさんがあえて意識しているという話は置いておきます）。

最初に答えをお伝えしますと、背骨の機能を最大限に利用した効率のよい歩き方と言えます。モデルさんの歩き方は実は競歩の選手の歩き方とほぼ同じです。もしよかったら両者の映像を見比べてみてください。おもしろいくらい似ていますから。

モデルさんも競歩の選手も身体は鍛えていますので、中殿筋が弱いということはありません（モデルさんの中には過度の食事制限から弱い方もいますが）。ではなぜトレンデレンブルグ徴候のようにお尻を振って歩くのかというと、ある共通点があるためです。

モデルさんはより美しく、競歩選手はより速く、と目的の違いはあれど、両者に共通している点は大股で歩いていることです。歩幅を広げて歩くためには股関節だけでは足りませんので、骨盤も回旋させなければなりません。

右足を出すときは骨盤の右側をより前に出すために骨盤を大きく左回旋します。それに対応するように上半身（背骨）は同じ分だけ逆方向に大きく右回旋しなければなりません。その上半身と下半身の逆方向の回旋が大きければ大きいほど大股で歩くことができます。つまり、背骨を最大限に回旋することがカギとなります。

そこで、利用するのが背骨のカップリングモーションです（詳しくは拙著『背骨の医学』をご参照ください）。簡単に言うと、背骨の可動域が広くなり、柔軟に動かすことができるしくみやコツのことです。その結果、お尻を振って歩くことになります。このカップリングモーションを最大限に利用した歩き方がモデルさんや競歩選手の歩き方になります。よって、よいか悪いかと言ったらよい歩き方となります。

真のトレンデレンブルグ徴候かどうかを簡単に確かめる方法をお伝えします。

歩幅を広くして歩いたときは、中殿筋が強くても骨盤が傾いてしまうことがありますので、歩幅を狭くして歩くことです。小股で歩いても、足を着いた側と反対側の骨盤が下がってしまう場合は、真のトレンデレンブルグ徴候があるということです。

第2章

いち早く不調に気づくために

連動する骨盤・背骨・股関節

■骨盤の傾きと腰椎・股関節の関係

前述したように骨盤は歪《ゆが》みません。骨盤は傾いているだけです。その傾きは腰椎《ようつい》（背骨）と股《こ》関節《かんせつ》に依存しています。つまり、骨盤の傾きの主たる原因は背骨と股関節にあり、さらに背骨と股関節の問題は日常生活のちょっとしたクセの積み重ねで起こります。

いつも同じ手で頬杖《ほおづえ》をつく、いつも同じ肩にバッグをかける、スマートフォンをいつも同じ手で操作している、いつも同じ側の足を組んで座る、足を崩《くず》すのはいつも同じ側、立っているときいつも同じ足に体重をかけやすい、などのクセです。

いつも使う筋肉が同じ、関節を曲げる方向も同じだと、使っている筋肉は強くなりますが使わない筋肉は弱くなり、関節を曲げている方向は軟らかくなりますが、逆方向は硬くなります。疲れることや、労力が必要なことは人はやりませんので、いつもと同じ姿勢や動作を繰り返し、ますますクセは強化されていきます。

背骨や股関節からしてみれば偏《かたよ》ったストレスが一部分に加わり続けますので、それが定常化すると気がつかないうちに背骨や股関節のアライメント（骨の配列）や機能が低下していき、骨盤の歪みと言われるような傾きにまで進展してしまいます。

これを予防・改善するためには、骨盤の傾きに腰椎・股関節がどのような関わりをしているのか、その関係性を理解することが大事です。

はじめに、骨盤の傾きに対して腰椎と股関節がどのように連動しているかを立位姿勢における一般的なパターンでお話しします。そして、この骨盤と腰椎・股関節との関係性から、骨盤を傾かせるために必要な腰椎・股関節の要素は何か？をお伝えします。また、逆説的に考えたときに、腰椎・股関節にどのような問題があると骨盤はどのような傾きを示すのか？についてもお伝えします。

自分の骨盤の傾きや動きにくさの原因を探るために、腰椎・股関節との連動について理解を深めておきましょう（図13）。

＊骨盤の前傾

骨盤がお辞儀《じぎ》した状態です。上前腸骨棘《じょうぜんちょうこつきょく》が恥骨《ちこつ》よりも前にある状態です。

股関節は屈曲位《くっきょくい》となり、腰椎は前弯（伸展《しんてん》）が増強した状態です。

これは、骨盤前傾により上半身が前に傾くため、バランスをとろうと頭の位置を元に戻した結果、腰が反《そ》った状態です。

このことから、骨盤を前傾させられる人というのは**「股関節の屈曲」**と**「腰椎の伸展」が軟らかい人**となります。逆に考えると**「股関節の伸展」**や**「腰椎の屈曲」が硬い人**は、骨盤が前傾し

図13 骨盤と腰椎、股関節との連動

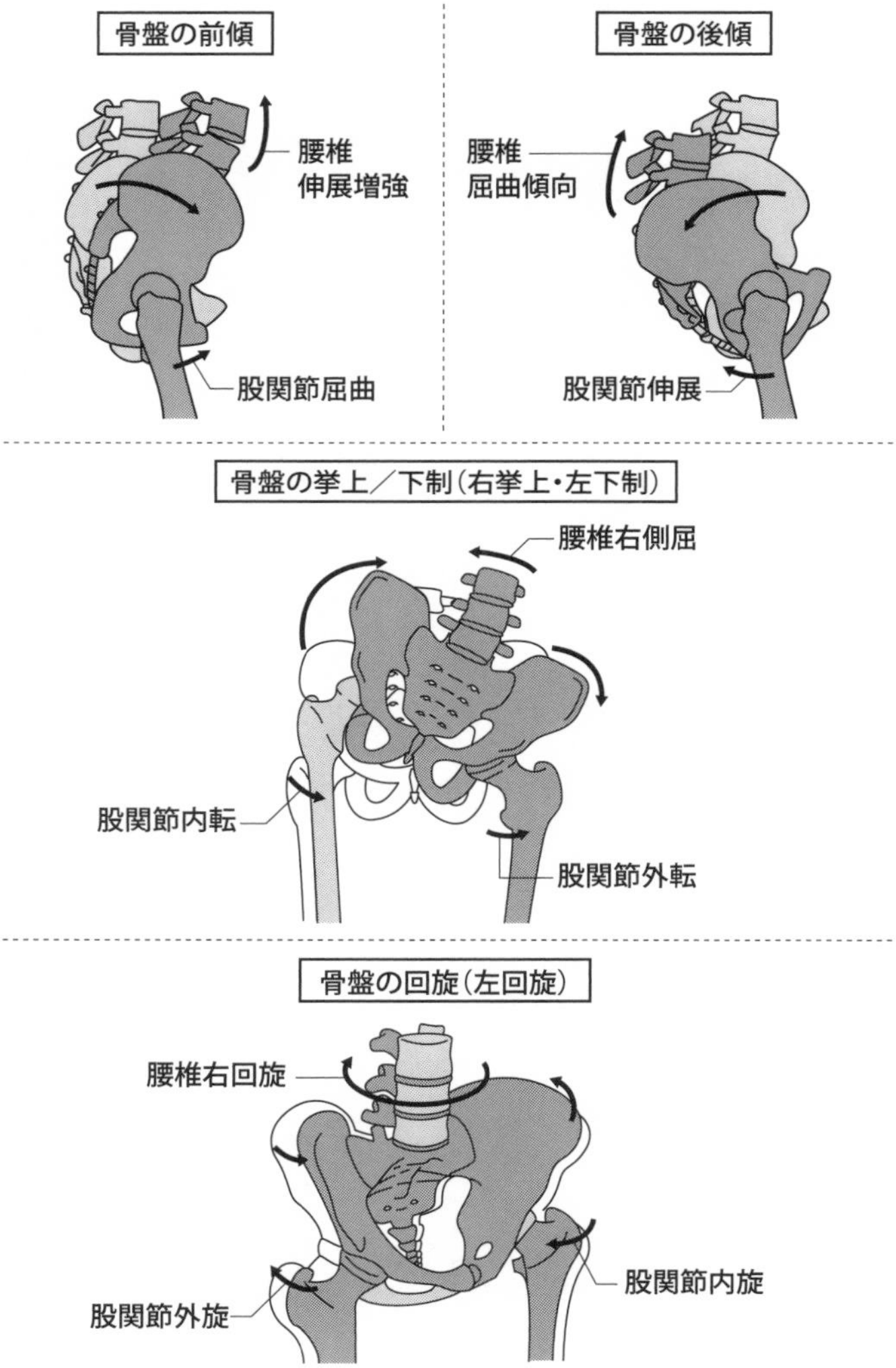

やすい人ともいえます。

＊骨盤の後傾

骨盤が寝た状態です。上前腸骨棘が恥骨よりも後ろにある状態です。

股関節は伸展位となり、腰椎は前弯（伸展）が減少した状態（屈曲傾向）です。

これは、骨盤後傾により上半身が後ろに傾くため、バランスをとろうと頭の位置を元に戻した結果、腰が曲がった状態です。

このことから、骨盤を後傾させられる人というのは**「股関節の伸展」と「腰椎の屈曲」が軟らかい人**となります。

逆に考えると**「股関節の屈曲」や「腰椎の伸展」が硬い人**は、骨盤が後傾しやすい人とも言えます。

＊骨盤の挙上／下制

骨盤が横に傾いた状態です。片側の上前腸骨棘が上がり（挙上《きょじょう》）、反対側の上前腸骨棘が下がった（下制《かせい》）状態です。

「骨盤が右挙上・左下制の場合」

股関節は右側が内転位《ないてんい》、左側が外転位《がいてんい》の状態です。

腰椎は右方向に傾いた状態（右側屈《そっくつ》）です。

これは、骨盤の右挙上・左下制により上半身が左に傾くため、バランスをとろうと頭の位置を元に戻した結果、腰が右に側屈した状態です。

このことから、骨盤を右挙上・左下制させられる人というのは「**股関節の右側は内転、左側は外転**」と「**腰椎は右方向への側屈**」が**軟らかい人**となります。

逆に考えると「**股関節の右側は外転、左側は内転**」や「**腰椎の左方向への側屈**」が**硬い人**は、骨盤が右挙上・左下制しやすい人ともいえます。

＊骨盤の回旋

骨盤が背骨を中心に回転した状態です。片側の上前腸骨棘が前に、反対側の上前腸骨棘が後ろにある状態です。右の上前腸骨棘が前で、左の上前腸骨棘が後ろの場合は骨盤左回旋《かいせん》となります。

「骨盤が左回旋の場合」

股関節は右側が外旋位《がいせんい》、左側が内旋位《ないせんい》の状態です。

腰椎は右にねじれた状態（**右回旋**）です。

これは、骨盤の左回旋により上半身が左回旋するため、正面を向こうと腰が右回旋した状態です。

このことから、骨盤を左回旋させられる人というのは「**股関節の右側は外旋、左側は内旋**」と「**腰椎は右回旋**」が**軟らかい人**となります。

逆に考えると「**股関節の右側は内旋、左側は外旋**」や「**腰椎の左回旋**」が**硬い人**は、骨盤が左回旋しやすい人ともいえます。

＊骨盤の複合動作

骨盤の前傾、後傾、挙上／下制、回旋の動きをすべて合わせたものが骨盤の複合動作です。先にも述べたとおり、いわゆるフラダンスのように骨盤をクネクネと自由自在に動かすような動き方です。

これもつまり、骨盤の複合動作ができる人というのは**「股関節の屈曲・伸展・外転・内転・外旋・内旋」と「腰椎の屈曲・伸展・側屈・回旋」のすべての動きが軟らかい人**となります。

これも逆に考えると**「股関節と腰椎のどこか一部分」でも硬い人は、骨盤の複合動作はできない**ということです。

ただ複雑な動きのため、見た感じでは複合動作ができているかのように勘違いしてしまうことがあります。正しく複合動作ができるためには、上記の4つの骨盤の動きが問題なくできることが条件となります。

■骨盤の傾きによって現れやすい身体の特徴

先ほど立位姿勢における骨盤の傾きと腰椎・股関節がどのように連動しているかを述べましたが、次はその骨盤の傾きによって身体にはどのような特徴が現れるのか？　身体機能にはどのような影響が生じるのか？　について一般的なパターンを簡単に説明していきます（図14）。

図14 骨盤の傾きで現れる身体の特徴

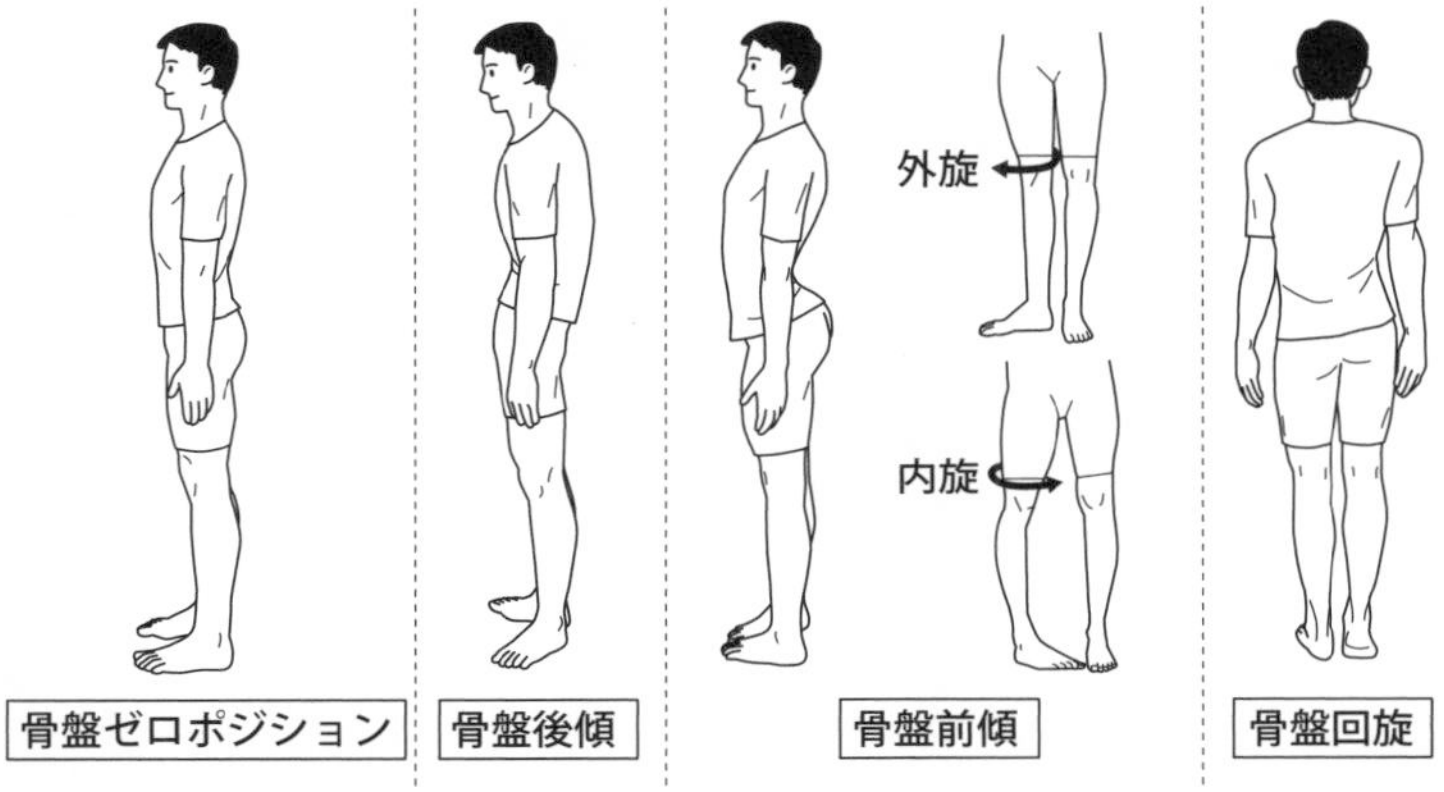

＊**骨盤ゼロポジション**：イメージとしては背筋がピーンと伸びて背骨がキレイなS字カーブを描いたよい姿勢の状態です。

「医学的によい姿勢になれる」「視野が広くなる」「背筋が伸びる」「お腹が凹《へこ》む」「お尻が上がる」「歩き方がキレイになる（関節の負担が分散して100歳まで歩ける）」「力が入りやすく筋力向上・運動パフォーマンスが上がる」「肩こり・腰痛など関節の痛みが生じにくい」「尿もれしにくい」「転びにくくなる」などざっと挙げただけでもいいことづくめです。

＊**骨盤後傾**：イメージとしては背中が丸まって背骨がC字カーブを描いた姿勢の状態です。

「首が前に出る」「ねこ背になる」「胸が貧相に見える」「太ってなくても下腹部がぽっこり（お腹がたるんで）」「お尻が垂れる」「ガニ股歩きになる（関節の局部に負担が集中して変形性関節症になるリス

クが高まる）」「靴のかかとの外側がすり減りやすい」「力が入りにくく筋力低下・運動パフォーマンスが下がる」「首や肩が凝《こ》る・腰痛など関節の痛みが生じやすい（靭帯《じんたい》の負担が大きい）」「立ち上がり動作が大変になる」「尿もれしやすい」「転びやすくなる」「外反母趾《がいはんぼし》になりやすい」などざっと挙げただけでも悪いことづくめです。

ただ、いい点としては「筋肉による痛みが生じにくいこと（靭帯で支えた姿勢のため）」が挙げられます。また、見た目からして悪い印象を抱くと思うので自覚している人が多いというのもいい点です。

骨盤後傾した人は男性に多い傾向があります。

＊**骨盤前傾**：イメージとしては反り腰で背骨が歪んだS字カーブを描いた姿勢の状態です。「ぱっと見は姿勢がいいが反り腰」「お尻は上がるが出っ尻」「太ってなくても上腹部がぽっこり（反り腰になるから）」「内股歩きになる（関節の局部に負担が集中して変形性関節症になるリスクが高まる）」「大転子《だいてんし》が出っぱって太ももが太く見える（股関節が内旋するため）」「靴のかかとの内側がすり減りやすい」「首や肩が凝る・腰痛や背部痛が生じやすい（首、背中、腰の筋肉の負担が大きい）」「外反母趾や扁平足《へんぺいそく》になりやすい」などざっと挙げただけでも悪いことが多いです。

ですが、見た目に関してはいいように見えてしまうことがあるため、実は悪いことを自覚していない人が意外に多いというのが骨盤前傾の特徴でもあり悪い点です。

いい点としては、「立ち上がり動作」「筋力・運動パフォーマンス」「尿もれ」「転倒リスク」についてはゼロポジションとほぼ同程度の効果が認められるという点です（同じではなく減少することはお忘れなく）。また「靭帯や関節による痛みが生じにくいこと（筋肉で支えた姿勢のため）」もいい点として挙げられます。

ここにきてまた「なんだぁ骨盤前傾っていいことが多いっ！」と思われたかもしれませんが、見た目のことと同じで、そう思わせてしまうところが骨盤前傾の魔力の強さです。そのため、骨盤前傾で不調を抱えた人は闇《やみ》の魔法が解けるのに時間を要する人が多いのです。

骨盤前傾した人は女性に多い傾向があります。

＊骨盤回旋（挙上／下制）：純粋に骨盤が回旋や挙上／下制だけしている人はまずいませんが（後傾や前傾を伴う）、イメージとしては正面から見たときに左右非対称で傾いた姿勢の状態です。「靴のかかとのすり減り方が左右非対称」「ショルダーバッグが片側の肩からずり落ちやすい」「デスクワーク中など座っているときに気がつくと片側に姿勢が偏っている」「歩くとき腕振りや歩幅が左右非対称」「長い距離を歩いたり、走ったりすると同じ側の足が痛くなる」など、つまり左右差があって、どちらか片側だけに負担が集中して不調が生じていることが多いという特徴があります。

悪い点やよい点については、骨盤回旋（挙上／下制）に加え、後傾か前傾のどちらを伴っているかで変わります。その内容は先に述べた後傾・前傾の悪い点とよい点と同じになりますが、左右差があるというのが特徴です。ただ、骨盤回旋（挙上／下制）はただ左右差があるってだけの話ではありません。シンプルに骨盤後傾や骨盤前傾している人よりも悪い状態となりますので、改善するにはさらに時間を要します。

■変形性股関節症の人は骨盤前傾になる？

変形性股関節症は股関節の軟骨が摩耗《まもう》して痛みが生じる病気です。人は痛みを避けようとしますから、骨盤の傾きを変えて対応しようとします。それでは、なぜ骨盤の傾きを変えることで痛みを避けることができるのか？　骨盤と股関節との関係性について説明していきます。

大腿骨頭《だいたいこっとう》の被覆率《ひふくりつ》というものがあります。先に述べたとおり、大腿骨頭の3分の2は寛骨臼《かんこつきゅう》の中に入りこんでいます。この覆われている割合のことを被覆率と言います。また、寛骨臼の形状には特徴があり、前方は浅く、後方は深い構造をしています。この寛骨臼の深さの違いも関係してきます。

骨盤後傾すると、骨頭の被覆率は低くなり、寛骨臼の浅い部分で荷重を受けることになります。つまり、大腿骨頭の荷重部分が少ないことになりますので、一部に荷重の圧力が集中してしまいますし、不安定な構造であるとも言えます。

骨盤前傾すると、骨頭の被覆率は高くなり、寛骨臼の深い部分で荷重を受けることになります。つまり、大腿骨頭の荷重部分の面積が広くなりますので、荷重の圧力が分散しますし、安定した構造とも言えます。

これが骨盤と股関節との関係性です。このことから、股関節に痛みのある方は、立っているときに骨盤を前傾と後傾のどちらに傾斜させるのか？の答えはもうおわかりですね。そうです。痛みを避けて、安定させるために「骨盤を前傾させる」が正解です。

臨床《りんしょう》場面でも変形性股関節症の人の多くが立ったり歩いたりしているとき骨盤が前傾しています。ただ、骨盤前傾の状態が続くと反り腰や股関節が曲がった状態で硬くなるという悪い面も出てきますので、二次的な痛みや不調が波及していかないようにメンテナンスが必要です（もちろん、骨盤や大腿骨の形状や変形のしかたには個人差がありますので、骨盤後傾や回旋〈挙上／下制〉させて対応する人もいます）。

■変形性膝関節症の人は骨盤後傾になる？

変形性膝関節症は膝関節の軟骨が摩耗して痛みが生じる病気です。やはり人は痛いことを避けようとしますから、痛くないように立ったり歩いたりします。その結果、特徴的な変形のしかたをする人が多いです。内反膝《ないはんしつ》いわゆるO脚と膝《ひざ》が曲がって伸びきらない屈曲拘縮です。

では、膝の変形に対して骨盤はどのような対応をするのでしょうか？　骨盤と膝関節との関係性について説明していきます。

立位姿勢で膝が前に曲がると身体の重心はその分だけ前に移動します。バランスをとるためには重心の位置を同じ分だけ後ろに移動させて戻さなければなりません。骨盤が前傾すると上半身も前傾するので重心はさらに前に移動してしまいます。よって、膝に痛みのある方は、立っているときに骨盤を前傾と後傾のどちらに傾斜させるのか？の答えは簡単ですね。

「骨盤を後傾させる」が正解です。骨盤が後傾すると腰椎の前弯が減少して上半身の重心がすこしだけ後ろに戻ります。臨床場面でも変形性膝関節症の人の多くが立ったり歩いたりしているとき骨盤が後傾しています。ただ、骨盤後傾によって腰椎の前弯が減少すると、その上の胸椎はさらにバランスをとるために後弯の増大（ねこ背）が強くなるという悪い面も出てきます。

また、骨盤が後傾した状態は、股関節からしたら伸展している状態となります。股関節伸展の可動域は15度程度とすごく少ないです。それにもかかわらず、普通に立っているスタート時点から股関節が伸展した状態ということは、足を後ろに動かせる範囲はほんのわずかしか残っていません。つまり、骨盤後傾していると歩くとき後ろにあまり蹴りだせず歩幅が狭くなるという悪い面も出てきます。

変形性股関節症と同様に、個人差はありますが、二次的な痛みや不調が波及していかないようにメンテナンスが必要です。

■ねこ背の人は骨盤後傾になる？

ねこ背には重症度レベルがありまして（詳しくは拙著『背骨の医学』や『姿勢の本』をご参考になさってください）、その中に腰椎の前弯を強めて背骨のバランスをとっている時期があります。その時期に関しては反り腰となりますが、ねこ背の方は基本的に楽な姿勢になりがちですので、骨盤が後傾している方が多いです。

なぜ楽な姿勢は骨盤が後傾するのかというと、座った姿勢で考えてみましょう。座面に当たっているお尻の骨つまり坐骨《ざこつ》の真上に頭がくるような背筋を伸ばしたよい姿勢をイメージしてください。実際に試していただくとよりわかりやすいのでできる方はやってみましょう。

骨盤は立てたまま、背中を曲げてねこ背になってみます。お辞儀したように頭の位置が前にきます。どうでしょうか？　その姿勢のままでいることは大変だと思います。力を抜いたら前に倒れてしまうので、背筋や足で踏んばる力が常に必要だからです。それは坐骨よりも前に重たい頭が移動してしまったためです。

人は疲れることはしたくありませんので、どうにかして頭の位置を坐骨の上に戻そうとします。それをしてくれるのが骨盤です。立たせていた骨盤を後傾させることで、腰椎も後ろに傾斜して丸くなりますので、頭の位置が坐骨の位置まで後ろに戻ってくるというしくみです。

この体勢は筋肉をできるだけ使わずに靱帯で支えた姿勢となります。つまり、ねこ背で骨盤後傾した姿勢というのは、楽するためにはとても理にかなった姿勢と言えます。

ただ、ねこ背で骨盤後傾のまま立ったり歩いたりしていると、筋力が低下したり、先に述べたように股関節の一部に負担が集中したり、膝が曲がった状態で硬くなって変形性関節症のリスクが高くなるというような悪い面も出てきますので、二次的に痛みや不調が波及しないようにメンテナンスは必要です。

■姿勢への意識が高い人（反り腰）は骨盤前傾になる？

普段からよい姿勢を心がけている人、過去にねこ背や姿勢の悪さを指摘されてよい姿勢を意識している人、椅子に座ったときに背もたれに寄りかからない人、など姿勢への意識が高い人は骨盤が前傾、つまり反り腰になっている人が多いです。

先に述べたとおり反り腰の人の中には、ねこ背の進行過程にある人もおられます。姿勢を意識するようになったきっかけは人それぞれ異なりますが、極端によい姿勢ばかり意識している方は骨盤のゼロポジションを通り越して骨盤前傾してしまっている人が意外と多いです。臨床でたくさんの方を診《み》てきていますが、とくに女性に多いです。

骨盤が前傾するしくみとしては2パターンあります。まずよい姿勢になるために胸を張ります。胸を張る、つまり胸椎《きょうつい》を反ることですが、胸椎を反るためには構造的に腰椎も反る必要があります。そして腰椎を反るためには骨盤を立たせる必要があります。ここまでは問題ありませんが、よい姿勢ばかりしていると背骨を反らせる筋肉である脊柱起立筋《せきちゅうきりつきん》が常に働いていることになります。

よい姿勢は筋肉で支えている姿勢ですので脊柱起立筋をずっと筋トレしていることと同じです。筋肉が発達して強くなることはとてもよいことです。ただ、姿勢への意識が強すぎると筋肉のバランスが悪くなります。背骨を曲げる作用の腹筋よりも脊柱起立筋いわゆる背筋のほうが強くなりすぎてしまうことになります。そのため背骨は気づかないうちにすこしずつ反る方向へと変化していき、それに伴って骨盤も前傾していくというしくみです。

もう一方は、ねこ背の人の場合です。ねこ背の人は胸椎の柔軟性が低下しているので十分に胸椎を反ることができません。そのため、胸椎が丸まって反りが足りない分をどこかで補わなければなりません。それが腰椎です。胸椎を反って姿勢をよくすることができないなら、その下にある腰椎の反りを強めて上半身をまっすぐにしようとするやり方です。その結果、骨盤も前傾するというしくみです。

反り腰で骨盤前傾のまま過ごしていると、背筋の使いすぎによる腰痛が出たり、背骨を曲げにくくなったり、股関節が曲がった状態で硬くなったりするなど悪い面も出てきますので、二次的に痛みや不調が波及しないようにメンテナンスは必要です。また、姿勢への意識が高い人の中には、中途半端に骨盤を立てている人もいますので注意が必要です。

腰椎-骨盤-股関節リズム

■2パターンの「腰椎-骨盤-股関節リズム」

ここまでで腰椎と骨盤と股関節が連動していることはご理解いただけたかと思いますが、その連動の仕方にはあるパターンが存在します。それが「腰椎-骨盤-股関節リズム」というものです。リハビリテーションの世界では骨盤の動きには股関節の動きが必ず絡みますので「腰椎骨盤リズム」と省略して言ったりします。ですが、わかりやすく本書では「腰椎-骨盤-股関節リズム」とします。

腰椎-骨盤-股関節のすべてが同じ方向に動く同側方向と反対に動く対側方向の2パターンがあります（図15）。

＊正しいお辞儀（同側方向の腰椎-骨盤-股関節リズム）

たとえば、立った姿勢から力を抜いた自然なお辞儀をすると、「腰椎の屈曲 ⟶ 骨盤の前傾（仙骨のうなずき）⟶ 股関節の屈曲」という一連の動きが起こります。反対に上体を戻すときには、「股関節の伸展 ⟶ 骨盤の後傾（仙骨のうなずき）⟶ 腰椎の伸展」という逆の動きが起こります。これらは、腰椎と骨盤と股関節が同じ方向に連動しているので「同側方向の腰椎-骨盤-股

図15　腰椎-骨盤-股関節リズム

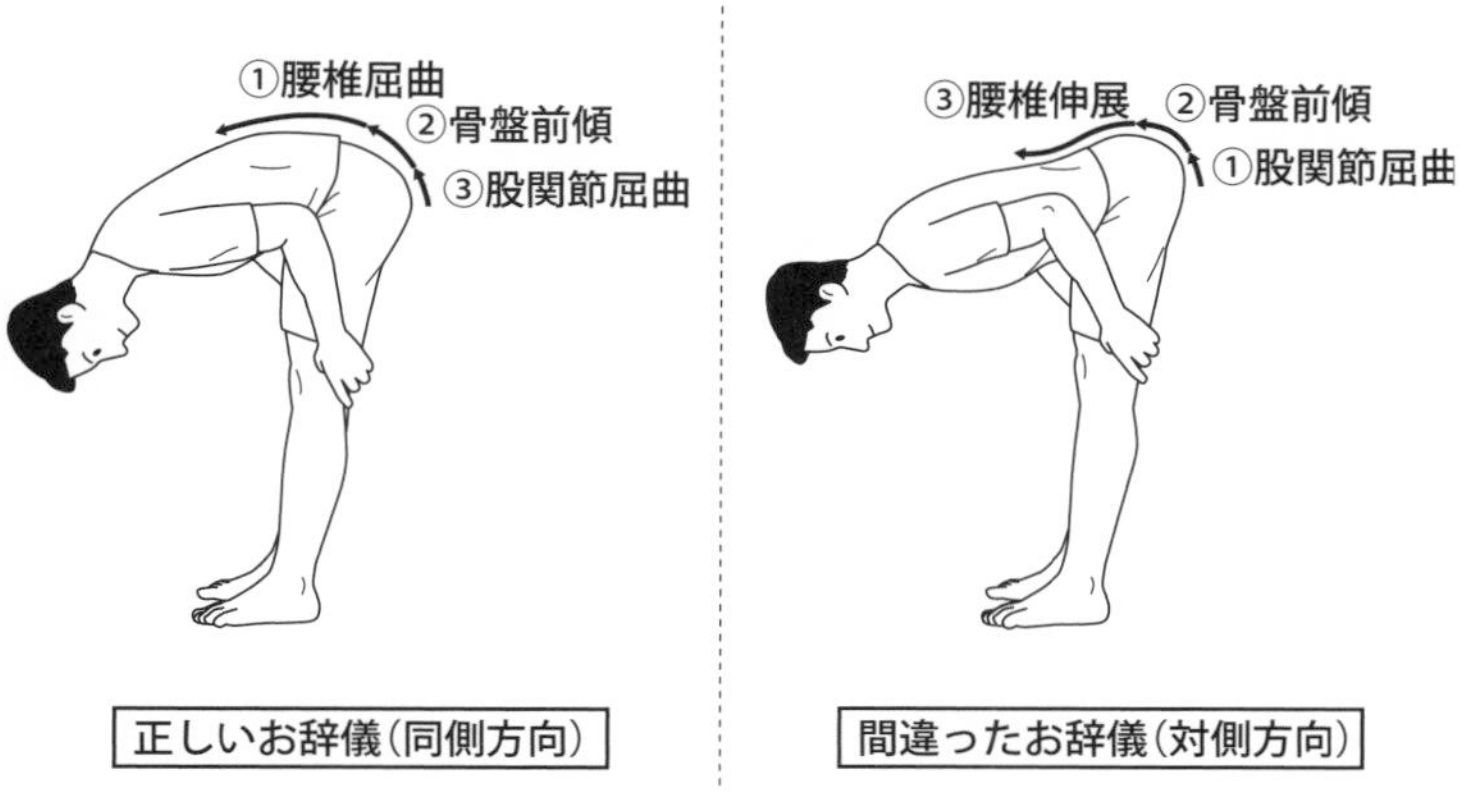

関節リズム」と言います。

このお辞儀のしかたを説明するのに、また釣り竿《ざお》を使います。立った姿勢が釣り竿を立てて持った状態だとイメージしてください。頭にあたる竿のいちばん上の先端を手でつかみ、引き下げていくと上から順に曲がっていきます。そして、それを戻すときには下から順に伸び上がっていきます。

このような動きが「同側方向の腰椎-骨盤-股関節リズム」です。魚釣りをするとき、物干し竿のような頑丈な竿は使いません。それは、竿がしならないからです。しならないと糸が切れやすいということもありますが、大きな魚を釣り上げるときには重たすぎて釣れないからです。

釣り竿はしなることで、力が加わる釣り竿の先端が手元近くに寄ってきてくれます。釣り竿を持つ手に加わる力は、「距離×重さ」となりますから、重さは同じでも、しなることで竿の先端と手元との距離が近づくため負担が軽くなります。

物干し竿はしならないから距離が長くて重いのです。人の身体も同じです。「同側方向の腰椎-骨盤-股関節リズム」のお辞儀のしかたは、釣り竿の動きと同じで、余計な力は使わずに主に靭帯を使った動き方となります。背骨や骨盤、股関節にとって自然な動き方とも言えますので、負担が少なく、痛みや不調につながるリスクが低くなります。

＊間違ったお辞儀（対側方向の腰椎-骨盤-股関節リズム）

今度は、腰痛など背骨に不調のある人やボディイメージ（自分の身体に対するイメージ）が崩れている人に見られる正常ではない動きです。股関節の動きに連動して腰椎と骨盤が反対の動きをしたり、動き出す順序が反対になったりするものです。それを「対側方向の腰椎-骨盤-股関節リズム」と言います。

お辞儀するときに、「股関節の屈曲――→骨盤の前傾（仙骨の起き上がり）――→腰椎の伸展」という動きとなります。腰椎ではなく股関節の屈曲から始まり、最後も腰椎が屈曲せずに反ったままという動きです。いわゆる百貨店などの店員さんが背筋をピーンと伸ばした状態でお辞儀をするようなイメージです。

主に靭帯の支えではなく筋肉を使って支えた姿勢のため、見た目としてはキレイな所作です。ただ、人前ではなく普段の生活の中でもこのようなお辞儀のパターンをしている人は、腰や仙腸《せんちょう》関節《かんせつ》の負担が増えたり、股関節の負担が増えたりと痛みや不調につながるリスクが高くなります。

次に上体を戻すときには、「腰椎の伸展――→骨盤の後傾（仙骨の起き上がり）――→股関節の伸展」

という動きとなります。これは腰椎と骨盤の動きは同じ方向ではあるため、正確には「対側方向の腰椎-骨盤-股関節リズム」とは言えません。しかし、正常とは異なり股関節伸展ではなく腰椎の伸展から始まり、最後に股関節が伸展するという順序が反対の動きです。

これも靭帯ではなく筋肉を使った動きです。日常でお辞儀をするたびに、このパターンで上体を起こしていると、お辞儀と同様に腰や仙腸関節の負担が増えたり、股関節の負担が増えたりと痛みや不調につながるリスクが高くなります。

つまり、竿で言ったら釣り竿ではなく物干し竿の動きです。物干し竿を竹刀《しない》の代わりにして剣道の素振りをするような動きと同じです。何度も繰り返せば手や肘《ひじ》の関節が痛くなったり、筋肉痛になったりするのは容易に想像つくと思います。

床のものを拾う、立ったり座ったりする、トイレで下衣の上げ下ろしをする、靴をはく、洗顔をする、口をゆすぐ、などなど、日常生活の中で頭を下げる動作はたくさんあります。その一つ一つが負担のかかる動作になっていたとすれば不調に陥《おちい》るのは当然です。すでに痛みや不調をかかえている人は、一日でも早く物干し竿を釣り竿に変えていかなければなりません。

＊よい姿勢と楽な姿勢

この「対側方向の腰椎-骨盤-股関節リズム」ですが、すべてが悪いというわけではありません。

椅子に座っているときに背筋をピーンと伸ばしてよい姿勢になろうとしたとき、みなさんはどうしますか？　骨盤をグッと起こして前傾させて（つまり股関節は屈曲）、腰椎は伸展させますよ

図16　対側方向の腰椎-骨盤-股関節リズム

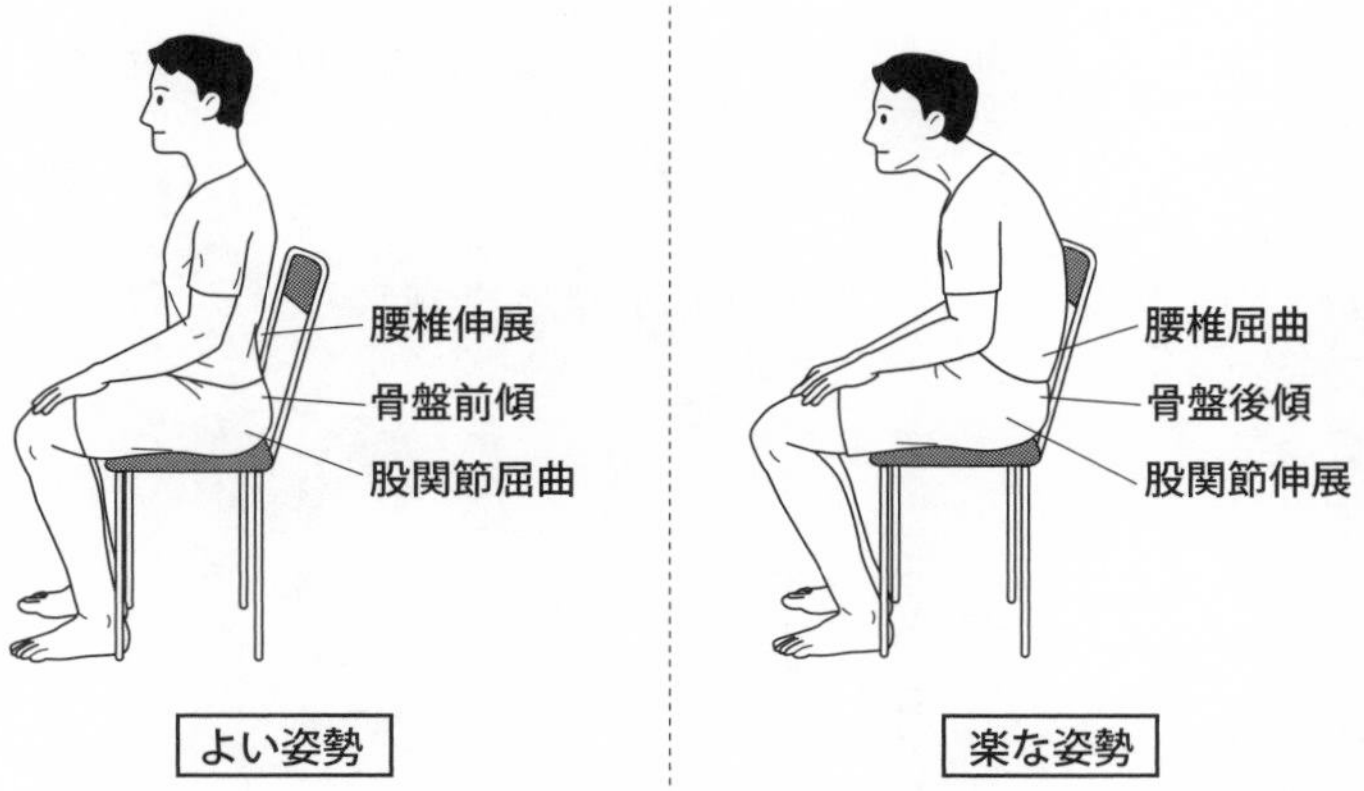

ね。これは「腰椎」と「骨盤-股関節」は反対の動きです。
今度は逆にダランとした楽な姿勢で座っているときはどうでしょう。骨盤を寝かせて後傾させて（つまり股関節は伸展）、腰椎は屈曲させます。これも「腰椎」と「骨盤-股関節」は反対の動きです（図16）。

つまり、よい姿勢や楽な姿勢をしようとするときには、「腰椎」と「骨盤-股関節」は反対方向に動かなければなりません。そうしないと重心のバランスが悪い姿勢になってしまうからです。この「対側方向の腰椎-骨盤-股関節リズム」のおかげで、私たちはよい姿勢でも悪い姿勢でも頭の位置を坐骨の上に置いたままバランスよく姿勢を保持することができます。
もし、ここで「同側方向の腰椎-骨盤-股関節リズム」しかできない、つまり「腰椎」と「骨盤-

股関節」が同側にしか動かすことができなければ不調が生じてしまいます。たとえば、よい座位姿勢になろうとして骨盤を前傾させたら、腰椎が屈曲してしまうわけです。つまり、前かがみの姿勢になってしまいます。

頭の位置が前となり、バランスも悪く、格好も悪いです。そのままでは誰かとお話をすることも大変です。そこで、人はどうするかというと骨盤を前傾させることを諦《あきら》めます。骨盤を前傾させると前かがみになってしまうので、後傾させたままで腰椎を無理やり伸展させます。

一見、まっすぐ伸びた姿勢にはなるのですが頭の位置は坐骨よりもすこし後ろになってしまいます。無理をした姿勢ですから、続けると疲労や痛みや不調が生じてしまう姿勢となります。

＊パワーが必要な動作

また、椅子から立ち上がるときや重荷を持ち上げるときなどパワーが必要なときにも「対側方向の腰椎‐骨盤‐股関節リズム」が必要となります。椅子から立ち上がるときで考えてみましょう。まず上半身を前に倒して足に体重を乗せてから、お尻を浮かせて立ち上がります。このときに骨盤は前傾させて（股関節は屈曲）、腰椎を伸展させます。反対の動きですね。実際に試してみるとわかりやすいと思います。

この骨盤前傾（ゼロポジション）・腰椎伸展の姿勢は力を発揮するために適した**パワーポジション**という姿勢です。これを上手にできない人は、足に体重が乗らずに立ち上がるのを失敗したり、スッと立ち上がれなかったりします。ちなみに「同側方向の腰椎‐骨盤‐股関節リズム」でも立ち

図17　横方向の腰椎-骨盤-股関節リズム

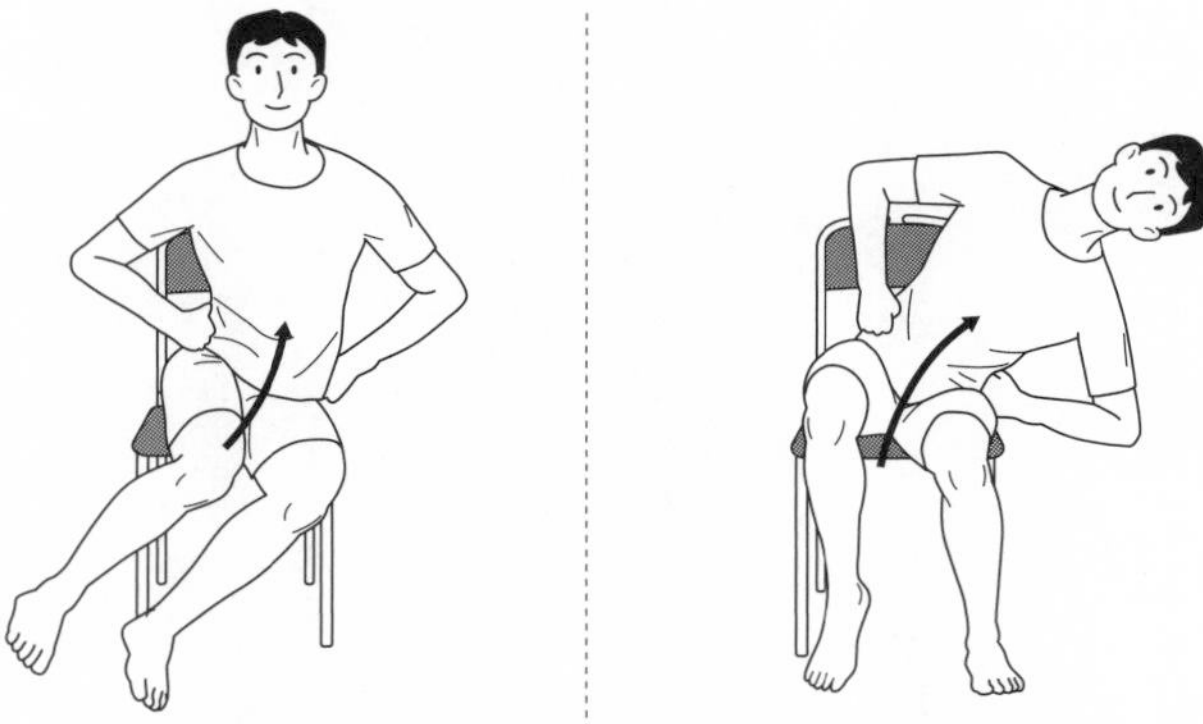

上がることはできます。つまり、前かがみのまま立ち上がる方法です。ですが、パワーが必要な動作にもかかわらず、力を発揮しにくいやり方を続けていると、いずれ痛みや不調が生じるリスクが高くなります。

＊前後方向だけじゃなく横方向も

ここまでは前後方向の話でしたが、横方向も同じことが言えます。たとえば椅子に座ったときに、片側のお尻で何かを踏んでしまったとしましょう。そのときに片側のお尻を浮かして取ろうとしたときの動きになります。

どうやって取りますか？　大きくは2パターンに分かれると思います。右のお尻を浮かす設定で話を進めます（図17）。

「同側方向の腰椎-骨盤-股関節リズム」の場合は、「腰椎の左側屈 ──→ 骨盤の左下制・右挙上 ──→ 股関節の左内旋・右外旋」の動きとなり、上半身全体を釣り竿のように同じ方向に、この場合は左方向に傾けてお尻を浮かす方法です。

「対側方向の腰椎-骨盤-股関節リズム」の場合は「腰椎の右側屈 ──→ 骨盤の左下制・右挙上 ──→ 股関節の左外旋・右内旋」の動きとなり、腰椎を傾けた方向とは逆方向に骨盤を傾けながらお尻を浮かす方法です。

この横方向の動きも、普段どちらかの方法に偏っていたり、どちらかの方法しかできないとなると不調につながってしまいます。

要は、「同側方向の腰椎-骨盤-股関節リズム」も「対側方向の腰椎-骨盤-股関節リズム」もメリットとデメリットがあります。とても簡単に表現すると次のとおりになります。

「同側方向の腰椎-骨盤-股関節リズム」は力が抜けた姿勢・動作

「対側方向の腰椎-骨盤-股関節リズム」は力が入った姿勢・動作

この2パターンを状況に応じて使い分ける必要があります。無意識に使い分けができている人は、痛みや不調になりにくい人です。逆にこの使い分けを無意識にできない人は、どちらかに偏ったパターンばかりしていることになるので痛みや不調をかかえてしまう人といっても過言ではありません。

まずは、自分の身体がこの使い分けができる能力をそもそも持ち合わせているのかを知りましょう。そして、状況や場面によって使い分けができているのかを知りましょう。

もしできていなければ、まずは身体づくりから始めて、そして使い分けを意識しながら実践していきます。意識して何度も何度も繰り返していけば、そのうち無意識に使い分けができるようになります。ゴールは身体が覚えるまで、とにかく続けることです。

■不調を生む動き、改善する動き

ここまではお辞儀や立ち上がりや重荷を持ち上げるなど左右対称の動きを中心に腰椎-骨盤-股関節の連動について説明してきましたが、続いては歩行や階段昇降など左右非対称の連続した動きとの連動について説明します。

歩行を例に説明します。右足を一歩前に出したときをイメージしてください。このとき同時に左手を前に出していますね。手と足は反対に出すのが正常です。それは上半身と下半身を反対にねじることで、回転する力を打ち消し合ってプラスマイナスゼロにするためです。そうすることで、エネルギー効率がよい状態で前に進むことができるからです。

左手を前に出しているので上半身は右回旋しています。そのため、胸椎は右回旋していますが、カップリングモーション（側屈と回旋に関する背骨の構造上の影響）により腰椎は左回旋します（詳しくは拙著『背骨の医学』をご参照ください）。下半身は左回旋のため、骨盤（仙骨）は左回旋しています。

右股関節は屈曲しているので右寛骨は後方回旋します。その影響で仙骨の右側は相対的にうなずき運動（ニューテーション）が起こります。靱帯による結合で安定した状態です。

左股関節は伸展しているので左寛骨は前方回旋します。その影響で仙骨の左側は相対的に起き上がり運動（カウンターニューテーション）が起こります。靱帯による結合が少なく不安定な状態です。

次に、左足を一歩前に出したときはこの反対の連動が起こります。このように歩行や階段昇降などの左右非対称な動きのときには、仙骨で言えばうなずき運動や起き上がり運動が左右で異なるなど、しかもそれが一歩ごとに入れ替わるといった連動が起こります。

この左右非対称な腰椎‐骨盤‐股関節の連続した連動は、靱帯にも筋肉にも偏りをつくらない動きのため、不調が生まれることはなく、むしろ改善に働きます。しかし、歩幅が異なる歩き方や手の振りに差があったり、上半身が傾いていたり、つま先の向きに差があったり、など左右差がある動きをしていると、一方は靱帯ばかり、他方は筋肉ばかりと偏った連動になってしまい、ストレスが蓄積していき、痛みや不調につながってしまいます。

これに関しても、改善するためには、まず自分の身体について左右差がないかを確認することから始めていきます。

■思いのままにならない体幹のインナーマッスル

先ほどパワーポジションの話がありましたが、骨盤を前傾（股関節は屈曲）、腰椎を伸展と連動させられるだけの可動域があればパワーポジションの姿勢をとることはできます。そこからさらに、パワーポジションの姿勢を安定させるためには筋力が必要です。

それが姿勢保持筋とも言われるインナーマッスルになります。外から見える浅層にある筋肉はアウターマッスルと言われ、外からは見えない深層にある筋肉のことをインナーマッスルと言います。アウターマッスルは思いのまま（随意的）に動かすことができる筋肉ですが、インナーマッスルは思いのままに動かすことはなかなか難しい筋肉です（図18）。

インナーマッスルの中でも、体幹のインナーマッスルはコルセットのような役割をしていて、内臓を支えたり、背骨や骨盤を正しい位置へ戻してくれたりと安定させる働きがあります。この体幹のコルセット筋は4つありまして、腹横筋《ふくおうきん》、多裂筋《たれつきん》、骨盤底筋《こつばんていきん》、横隔膜《おうかくまく》となります。

腹横筋は腹巻のような形でお腹側、多裂筋は背骨と背骨の間を小さく細かく連なった形で背中側、骨盤底筋はハンモックのような形で下側、横隔膜はドームのような形で上側にあり、腰椎や内臓の周囲を囲んでいます。

図18　体幹のインナーマッスル

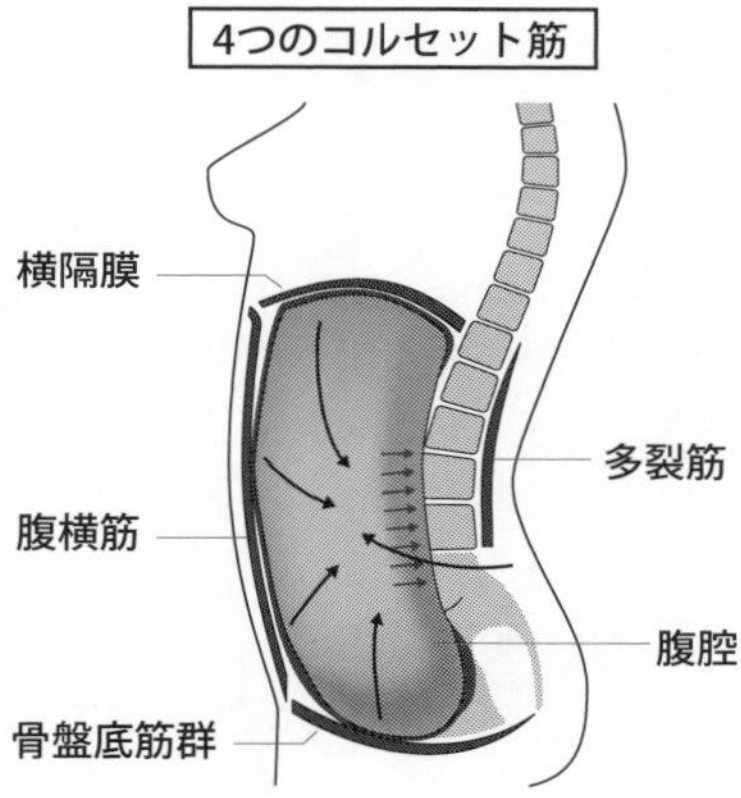

この4つの筋肉に囲まれた内臓のある空間を腹腔《ふくくう》と言います。腹横筋、多裂筋、骨盤底筋、横隔膜のインナーマッスルが収縮すると、腹腔に多方向からの圧力がかかり腹腔内圧（腹圧）が高まります。腹圧が高くなると背骨を押し支えるような力が加わり、体幹の安定性が向上します。

さて、腹圧という言葉が出てきましたが、腹圧については風船をイメージすると理解しやすいです。風船を周囲から同時に圧迫すると、風船の中の空気が圧縮されて圧力が高くなり、硬くなってそれ以上は圧迫することができなくなります。

もっと平易なイメージですと、風船に空気を入れていくとだんだんと膨《ふく》らんでいきます。最初、風船は軟らかいですが、パンパンになるまでたくさん入れると風船は硬くなって形状が変化しにくくなります。この風船がパンパンに膨らんでいる状態が、腹圧が高い状態です。もしお腹の中にパンパンに膨らんだ風船を入れたとしたら、背筋が伸びるのが想像つくかと思います。

これが、腹横筋、多裂筋、骨盤底筋、横隔膜の4つが収縮することで、腹圧が高くなり背筋が伸びて体幹が安定するというしくみです。

■体幹のインナーマッスルが弱いとは？

それでは、インナーマッスルの腹横筋、多裂筋、骨盤底筋、横隔膜のいずれかに筋力低下などの機能低下があったとしたらどうなるでしょうか？　風船で言えば、どこかに穴が開いたものを想像してみてください。

穴が開いていますから、空気を入れても大きくはなりません。小さな穴（機能低下がわずか）だったとしても、パンパンに硬くなるまでは膨らみません。穴から空気が逃げてしまって風船の中の圧力が十分に高まらないからです。つまり、腹圧を上げられない状態というのは、背骨を支える力が弱いことを意味しますから、体幹は不安定となり、ケガや不調が生じやすい状況となります。

インナーマッスルのいずれかに手術やケガなどの既往がある人は機能低下を起こしやすいのは

言うまでもありませんが、ほかの一例として次のことが挙げられます。

腹横筋で言えば、鍛えていないぽっこりお腹です。腹筋が弱いわけですから腹圧を高めるのが難しいのはわかりますね。

多裂筋で言えば、腰痛です。腰痛があると、痛みによって多裂筋が働きにくくなり腹圧を高めることが難しくなります。

骨盤底筋で言えば、ねこ背姿勢です。ねこ背のような背中が丸まった姿勢では骨盤は後傾します。骨盤が後傾していると骨盤底筋は適切な張力が得られにくいとされています。また、ねこ背でお腹が圧迫されると、内臓は胸郭（胸椎、肋骨、胸骨で囲まれた外郭）によって押し下げられます。適切な張力が得られていない上に、圧迫されるため、骨盤底筋は引き伸ばされてしまい腹圧を高めることが難しくなります。ねこ背の姿勢で早く走ったり、思いっきりジャンプしたりできないと思いますが、それは腹圧が高くないとできない動作だからです。また、骨盤底筋については出産の影響はもちろん大きいです。

横隔膜で言えば、呼吸のしかたです。重荷を持つときを想像してみてください。力を入れる瞬間には無意識に息を止めてお腹に力を入れて腹圧を高めているかと思います。これが横隔膜の働きによって腹圧を高めている状態です（もちろんほかのインナーマッスルも働いてはいます）。無意識のことなので、考えたことはないかもしれませんが、腹圧を十分に高めるためには息を吸ってから止めます。

実際に試していただくとわかりますが、息を吸ってからお腹に力を入れるのと、息を吐いてからお腹に力を入れるのを比べてみると、吸ってからのほうが力を入れやすいと思います。これは、息を吸うと横隔膜は下がるため腹腔は上から押されます。そしてお腹に力を入れると、前からも押されます。その影響で腹圧がとても高い状態になるので、体幹が安定して強い力を発揮することができるのです。

しかし、息を吐いた場合は、横隔膜は上がりますので、腹腔は広がってしまってお腹に力を入れても圧が逃げてしまい腹圧を高めにくいのです。機能低下という話ではありませんが、呼吸のしかた、つまり横隔膜の使い方一つで腹圧は大きく左右されてしまうほど、腹圧に最も影響力があるのが横隔膜なのです。

人はだいたい1日に2万回以上も呼吸をしていますが、デスクワークと肉体労働の人とでは横隔膜の厚みに違いがあるとされています。もちろんデスクワークの人のほうが薄いつまり筋力が弱いという話です。誰しも無意識に1日に2万回以上も横隔膜を動かして筋トレしていることになりますが、力を入れて腹圧を高めたり、息が「はぁはぁ」するような運動をしたりしていない人は横隔膜を動かすときの強さや回数が少ないため、弱くなってしまいます。

これらは一例であって、ほかにも原因はありますが、このような日常生活におけるちょっとしたことでも体幹のインナーマッスルは機能低下を起こしてしまうということです。腹圧が高められなければパワーポジションを保持することが難しくなり、体幹は不安定となってしまい、ケガや不調が生じるリスクが高くなります。

■体幹のインナーマッスルを鍛えるとご褒美が？

風船に穴が開いていたときの治し方は？と言うと、簡単ですね。空気が逃げていかないように穴をふさぐことです。これらのコルセット筋で言うならば鍛えることになります（具体的な運動方法は後で詳しく紹介します）。

ただ、鍛えればいいと簡単に言っても、ほとんどの人は疲れることなんてやりたくないと思います。そのため、すこしでもモチベーションを上げるために、先に体幹のインナーマッスルを鍛えたあとに訪れるご褒美についてお話ししておきます。

すでにお伝え済みですが、コルセット筋が強くなると腹圧を高められるため、文字どおりコルセットのように体幹を安定させることができます。そして、身体の深部が安定することで次のような効果があるとされています。

- **身体がただ動くようになるだけではなくスムーズに動かせる**
- **背筋を伸ばしたよい姿勢を保てる・疲れにくくなる**
- **ケガをしにくくなる**
- **背骨や骨盤の位置を正常に戻してくれる**

といった未来の自分へのご褒美がたくさん待っています。最後の背骨や骨盤の位置を正常に戻してくれるというのはイメージしにくいかもしれませんので補足しておきます。

筋肉は骨と骨をまたがって付着しています。そして、骨と骨のつなぎ目が関節となります。そのため、筋肉が収縮すると関節が動きます。関節はいくつかの方向に動きます。前の筋肉は関節を前に動かして、後ろの筋肉は関節を後ろに動かすというようなイメージです。

もし、それぞれの筋肉のバランスが崩れていると、関節は強いほうに引っぱられてしまうため正しい位置からはズレてしまいます。たとえば太ももを外に開く筋肉のほうが強い人はガニ股に、太ももを内に閉じる筋肉のほうが強い人は内股になるといった具合です。

逆に、それぞれの筋肉のバランスがよければ、関節は本来の正しい位置に自然と収まってくれます。コルセット筋の4つがバランスよく鍛えられていれば、背骨と骨盤の関節の位置を正常に戻してくれるということです。

いかがですか？　いいことづくめでモチベーションは上がりましたでしょうか？　あとで簡単にコルセット筋を鍛える方法をご紹介しますので、ぜひ今日から始めてみましょう。

第3章

骨盤タイプで自分の身体の問題が明らかに

自分のタイプを知る骨盤チェック

■骨盤チェックの2つのポイント

ここまでで、なんとなく身体のしくみについてはご理解いただけたかと思いますので、いよいよ骨盤チェックです。

自分の骨盤を道しるべに、自分の身体にはどのような問題が潜《ひそ》んでいるのかを紐解《ひもと》いていきましょう。不調のあるなしにかかわらず、いまの自分の身体を知ることから始め、未来に向けた予防・改善につなげていきましょう。

骨盤チェックのポイントは大きく分けて２つになります。

①骨盤のタイプと原因を知る

②普段どのように骨盤を扱っているかを知る

詳しくは後述しますが、①では骨盤の傾きのタイプを知ることから始めて、なぜ傾いているのかの原因までも特定していきます。原因さえわかってしまえば治療法は簡単ですからね。

①のチェックから、骨盤ゼロポジションを獲得し、自由自在に動かせる骨盤づくりを目指していきます。

ただ、骨盤の傾きが改善して自由に動かせるという骨盤が最高の状態になったとしても、普段の生活でたとえばずっと後傾させたままで過ごしていたらどうなると思いますか？　そうです。どれだけ最高の骨盤を持っていたとしても、痛みや不調が生じて、再び傾いたり、自由に動かせない骨盤に戻ってしまいます。そこで②のチェックも重要となります。

②では、一日の中で骨盤をどのようなポジションに置くことが多いかをチェックします。いわゆるクセですね。クセというくらいですから、無意識にやってしまうことです。それをしっかり認識していきます。

自分のクセがわかることで、どのような問題が起こりやすいかがわかります。こちらもクセがわかってしまえば改善することは簡単です。②のチェックから、クセに対する対処法を理解し、状況に応じた骨盤のポジション選択ができることを目指していきます。

この骨盤チェックでわかることは次のような感じです。

例1　わたしは背骨屈曲《くっきょく》制限が原因で骨盤後傾タイプの普段中途半端に立たせすぎの人です

例2　わたしは股関節伸展《こかんせつしんてん》制限が原因で骨盤前傾タイプの普段立たせすぎの人です

それでは、2つのチェックポイントから、次の穴埋め問題に答えを記入して自分がどんな人か完成させましょう。

わたしは【　　　　　　】が原因で【　　　　　　】タイプ　　の普段【　　　　　　】な人です。

■あなたは骨盤前傾タイプ？　骨盤後傾タイプ？　骨盤挙上／下制・回旋タイプ？

まずは、あなたの骨盤傾斜のタイプをチェックしていきましょう。

見分け方は簡単です。壁にかかとをつけて立つだけです。

ただポイントがあります。それは、普段の自然な立ち方をすることです。がんばってよい姿勢をしようとしてはいけません。

かかと、お尻、肩甲骨《けんこうこつ》、後頭部が壁についているかでチェックします。また、腰の隙間に手のひらを入れて、ちょうど1枚分入るくらいのスペースが開いているかもチェックします。

腰の隙間は、右手を入れたときと、左手を入れたときとで、左右差がないかもチェックしてください。

可能な方は左右の上前腸骨棘《じょうぜんちょうこつきょく》と恥骨《ちこつ》の位置関係もチェックすると、より正確な診断ができます。

重要なので繰り返しますが、ポイントは普段の自然な立ち方でチェックすることです。無意識に後頭部を壁につけようとアゴを引いたり、アゴを上げたり、姿勢をよくしようと胸を張ったり、腰や膝《ひざ》を伸ばそうとしてしまう方が多いですので注意してください。

それでは、骨盤傾斜タイプ診断です（図19）。

▼壁立位で「かかと、お尻、肩甲骨、後頭部のすべてが壁に無理なく自然についていて」腰の隙間が「ちょうど手のひら1枚分」そして「左右差がない」場合は【骨盤ゼロポジション】です。

図19　骨盤傾斜タイプ

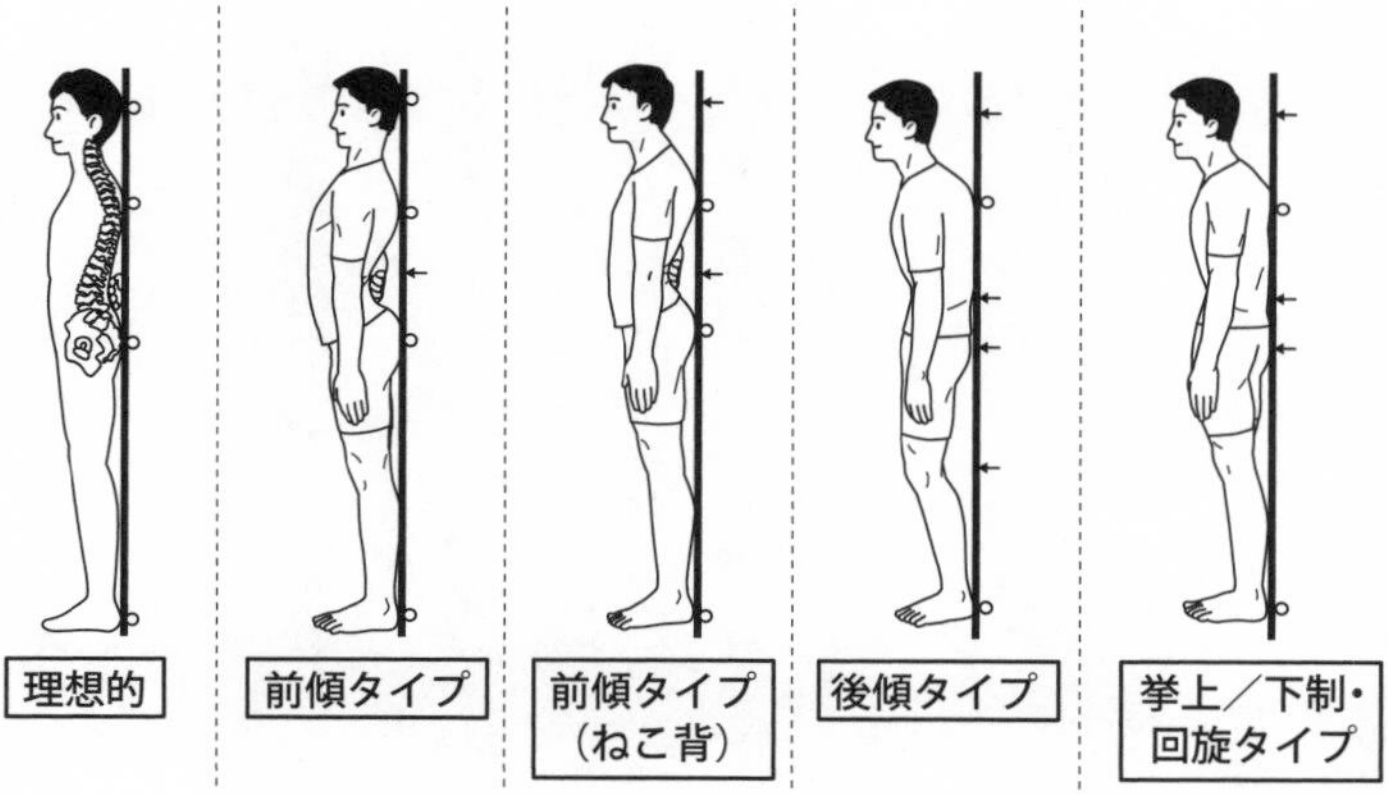

左右の上前腸骨棘と恥骨が垂直線上にある骨盤がニュートラルのとてもよい状態です。背骨も股関節もキレイな配列をしています。

▼壁立位で「かかと、お尻、肩甲骨、後頭部のすべてが壁に無理なく自然についていて」腰の隙間が「手のひら1枚より広い」そして「左右差がない」場合は【骨盤「前傾」タイプ】です。左右の上前腸骨棘が恥骨よりも前にある状態です。いわゆる「反《そ》り腰」とされるもので、姿勢への意識が高い人に多く、背筋を伸ばそうとするあまり胸椎が直線的で「背骨のS字カーブがゆるやか」になりすぎている状態です。

▼壁立位で「後頭部だけが壁につきづらく」腰の隙間が「手のひら1枚より広い」そして「左右差がない」場合は【骨盤「前傾」タイプ】です。左右の上前腸骨棘が恥骨よりも前にある状態です。

こちらもいわゆる「反り腰」とされるものですが、先ほどとは異なります。いわゆるねこ背で胸椎の丸まりが強いがためにバランスをとろうと腰を反らして「背骨のS字カーブが急」になりすぎている状態です。

▼壁立位で「膝が曲がっている」もしくは「お尻が壁につきづらい」もしくは、腰の隙間が「手のひら1枚より狭い」のどれか1つでも当てはまる方、そして「左右差がない」場合は【骨盤「後傾」タイプ】です。左右の上前腸骨棘が恥骨よりも後ろにある状態です。

▼壁立位で腰の隙間に「左右差がある」場合は【骨盤「挙上《きょじょう》／下制《かせい》」・「回旋《かいせん》」タイプ】です。

たとえば「右の腰の隙間の位置がすこし下」「左の腰の隙間の位置はすこし上」の場合は、骨盤が左挙上／右下制していることを意味しています。上前腸骨棘の高さを比べると、右よりも左のほうがすこし高い状態です。この左右方向の傾きに差がある場合は【骨盤「挙上／下制」タイプ】となります。

次に腰の隙間が「右は手のひら1枚より広い」「左は手のひら1枚より狭い」場合は、骨盤が左回旋（左回りに回転）していることを意味しています。右の上前腸骨棘が恥骨よりも前にあって、左の上前腸骨棘は恥骨よりも後ろにある状態です。このねじれがある場合は【骨盤「回旋」タイプ】です。

この【骨盤「挙上／下制」・「回旋」タイプ】は【骨盤「前傾」・「後傾」タイプ】よりもやっか

いな状態となります。純粋に骨盤の挙上／下制・回旋だけしている人はまずいません。骨盤の前傾・後傾を必ずといっていいほど伴っています。よって、改善するためには、まず骨盤前傾もしくは後傾を治《なお》してから、挙上／下制や回旋にアプローチしていくという流れになります。

そのため、腰の隙間に「左右差がある」場合でも、前述のチェックポイントから左右差は抜きにして、自分が【骨盤「前傾」タイプ】か【骨盤「後傾」タイプ】かは確認しておいてください。まず骨盤の前傾や後傾を治すのが先です。

■あなたの骨盤傾斜タイプの原因は？

自分の骨盤傾斜のタイプがわかったところで、次はその原因についてチェックしていきましょう。原因には大きく3つの要因があります。「関節可動域」「筋力」「ボディイメージ」です。

この中でとくに重要な要因は「関節可動域」となります。そして「筋力」「ボディイメージ」があとに続きます。よって、この3つの原因に対して効果的な治療をおこなうためには優先順位をつけることが大切です。

もちろん、「関節可動域」→「筋力」→「ボディイメージ」の順となります。

①関節可動域は十分か？

まず**自由自在に動かすために必要な可動域**（柔軟性）**があるのかを確認**します。可動域が狭い状態でいくら鍛えても、その狭い範囲内での筋力が強くなるだけです。つまり、骨盤が傾いたまま筋力が強くなっても、傾きが治っていませんから根本的な解決には至っていません。ただ、筋力が強くなれば持久力は向上しますから骨盤が傾いたままだったとしても、痛みや不調が生じる時間を遅らせることはできます。ですが、何度も言いますが傾きは治ってはいません。

最善は可動域を改善して骨盤ゼロポジションや骨盤の前傾・後傾・挙上／下制・回旋すべての動きが可能になった状態で筋力を強くすることです。そのため、優先順位としていちばん先に改善すべきは「関節可動域」となります。

②筋力は十分か？　バランスはいいか？

次に、その**可動域まで動かせるだけの筋力はあるのかを確認**します。ストレッチにより柔軟性が向上したとしても、それを目一杯に動かせたり、保持したりできないと意味がありません。その動かす役目をしているのが筋肉ですから、筋力が十分あるかのチェックが必要です。ただ、そこまで強い筋力が必要というわけではありませんので、可動域に比べたら優先度はずいぶん下がります。

もう一つ、筋力が十分にあったとしてもバランスが崩《くず》れていると骨盤は傾いてしまいます。綱引きをイメージしていただくとわかりやすいです。綱引きは綱を引く力が強いほうに綱は引っぱられますよね。それと同じです。

筋肉には「曲げる筋肉・伸ばす筋肉」「右に傾ける筋肉・左に傾ける筋肉」というように、それぞれ反対の作用を持つ筋肉が存在します。たとえば、横っ腹にある筋肉で左側よりも右側のほうが強ければ、上半身は筋肉が強いほうに引っぱられてしまうため、右側に傾いてしまいます。

また、右側の筋肉に引っぱられると、左側の筋肉は通常の長さよりも伸ばされるため、筋肉の性質上、左側の筋力が弱くなってしまうというデメリットも生じます。そのため、前後や左右などの筋肉のバランスが崩れていないかもチェックが必要です。

③ボディイメージは正しいか？

最後に、**関節可動域と筋力を自由自在にコントロールすることができるかを確認**します。柔軟性と筋力が十分に備わっていたとしても、その機能を最大限に使いこなせなければ骨盤の傾きや動かしにくさにつながってしまいます。その使いこなせるかどうかが、正しいボディイメージを持っているかどうかとなります。

ボディイメージとは自分の身体に対するイメージのことです。たとえば、目をつぶったまま手でチョキをしてみてください。そして、目を開けたときにイメージどおりのチョキができているかを確認してみましょう。これに関しては、イメージがズレていることはないかと思います。ただ、骨盤に関してはこのボディイメージがズレている方が意外に多いです。それは、日常生活の中ですこしずつ積み重ねてきたクセだからです。

すこしずつだと骨盤が傾いていたり、動かしにくさがあったりしても、その状態に慣れてしまって、その傾いた状態や動かしにくい状態が普通（正しい）と誤って認識してしまうからです。写真を撮るときに「まっすぐ立ってこっちを見てください」と言われたあと、「もうちょっと頭を左に」とか、「右肩をすこし前に」などと言われたことはありませんか？　言われたとおり直すと「ん？　なんかまっすぐじゃない気がする」「逆に傾いている感じがするけど……」という経験をされたことはないでしょうか。

臨床《りんしょう》場面でも患者さんの骨盤の位置を正すと「えっ？　これがまっすぐなんですか⁉」と驚かれる方がほとんどです。この状態が、ボディイメージがズレた状態です。正しく動かせているようでも実は正しく動かせていない、自分の身体をイメージどおりコントロールできていないということです。そのため、最後に正しいボディイメージを持っているかのチェックが必要です。

■関節可動域は十分か？

＊原因チェックでの注意点とポイント

関節を動かしていくと、もうこれ以上は動かせないという限界があると思います。その**可動範囲の限界まで動かしたときに、何が制限因子になっているのかを確認**してください。

これは、原因の解釈のために必要な重要なポイントとなります。

制限因子は大きく分けると2つです。

「伸張痛《しんちょうつう》」と「関連痛もしくは痛くない」の2つです。

伸張痛：筋肉が伸ばされたときに感じる痛みのこと。たとえば、膝を伸ばして立位体前屈したときに感じる太ももの裏の筋肉が伸ばされたときの痛み。ほかにも「アキレス腱伸ばし」と言われるような、足を前後に大きく開いて立って、壁に手をつき、後ろ足のかかとが床から離れないようにを膝をしっかり伸ばしたまま、壁を押すようにしたときに感じるふくらはぎが伸ばされたときの痛みのことです。

関連痛：痛みを感じる部分の筋肉が伸ばされている感覚はないけれど、痛みを感じること。痛みとは別の場所にある関節や神経からくる痛みの可能性を示します。

つまり、**制限因子が「伸張痛」の場合は「筋肉が硬いことが原因」**となります。筋肉の硬さはストレッチで改善できますので、比較的早く治すことができます。

制限因子が「関連痛もしくは痛くない」の場合は「関節の変形などが原因」の可能性があります。関節や靱帯《じんたい》、軟骨、椎間板《ついかんばん》に問題があると、可動範囲の限界まで動かしたときに、それらの影響で止まってしまいます。

たとえば、変形した骨にぶつかって止まったとしましょう。もしそのときに痛みを感じる神経が圧迫されたら関連痛が生じます。神経が圧迫されなかったら痛みは生じません。ただ止まってしまうだけです。そのため、「関連痛もしくは痛くない」の2パターンがあります。これら関節の変形などはストレッチや運動で改善できるものとできないものがあります。

また、改善できるものでも伸張痛のときより時間を要することが多いです。そのため、まずは本書のエクササイズを継続してみて、その結果によって治るものか治らないものかを判断しましょう。

この手順は臨床でもおこなわれている進め方となります。骨の変形そのものは運動で治すことはできませんが、関節の動きをよくすることはできますので、今現在の状態よりは改善できるはずです。ただ、どこまで改善するかは運動を継続していって、頭打ちになったらそこまでなのだと判断することになります。不安のある方は事前に整形外科に受診して、運動をしてもいいか指導を受けてください。

＊骨盤に注目してしっかりチェック

先に述べたとおり、骨盤は上半身と下半身をつなぐ基盤で、背骨と股関節の動きに連動して傾いたり、動いたりします。だから、普段は骨盤がどう傾いて、どう動いているかなんてまず意識しません。さらに、背骨は理想の上司ですので、どこかに硬さがあったとしても気づかないようにそっとフォローしてくれます。そのため、スムーズな動きになってしまうので（ここでは仇《あだ》となる）なおさら骨盤には注意が向きません。それが繰り返されることで無意識の動きが強化されていきクセとなります。

関節可動域のチェックでは、この無意識の骨盤のクセが厄介《やっかい》なものとなります。クセになってしまっている方は、骨盤を動かしていないようでも実は動かしてしまっていることが多々あるのです。意図せずに骨盤が傾いたり、動いたりしてしまうと正しい関節可動域はチェックできません。手順のところにポイントを記載していますので、とにかく骨盤に意識を向けてチェックするようにしてください。

＊鏡を見てチェック、写真や動画はなおよい

関節可動域に限った話ではありませんが、客観的に自分の姿勢や動作を確認できたほうがいいことは言うまでもありません。チェックポイントがあるとはいえ、鏡で自分の姿を見ながらチェックしたほうがより正確に自分の身体を理解することができます。

もっといいのは写真や動画です。いまはスマートフォンで簡単に撮影できますので、自分でセットしたり、ほかの人に手伝ってもらったりして、写真や動画を撮ることをおすすめします。

＊チェック方法の記載について

左右それぞれチェックする項目については、「右側」のチェック方法を記載しています。

■骨盤「前傾」・「後傾」の可動域チェック

▼骨盤「前傾」できる可動域があるかをチェック

①端座位で前屈（図20）

・スタートポジション

椅子に浅く腰掛ける。右膝の向きは正面。左足はすこしガニ股にして椅子の下に足を引く（左膝が斜め下向きの状態）

図20　骨盤「前傾」可動域チェック

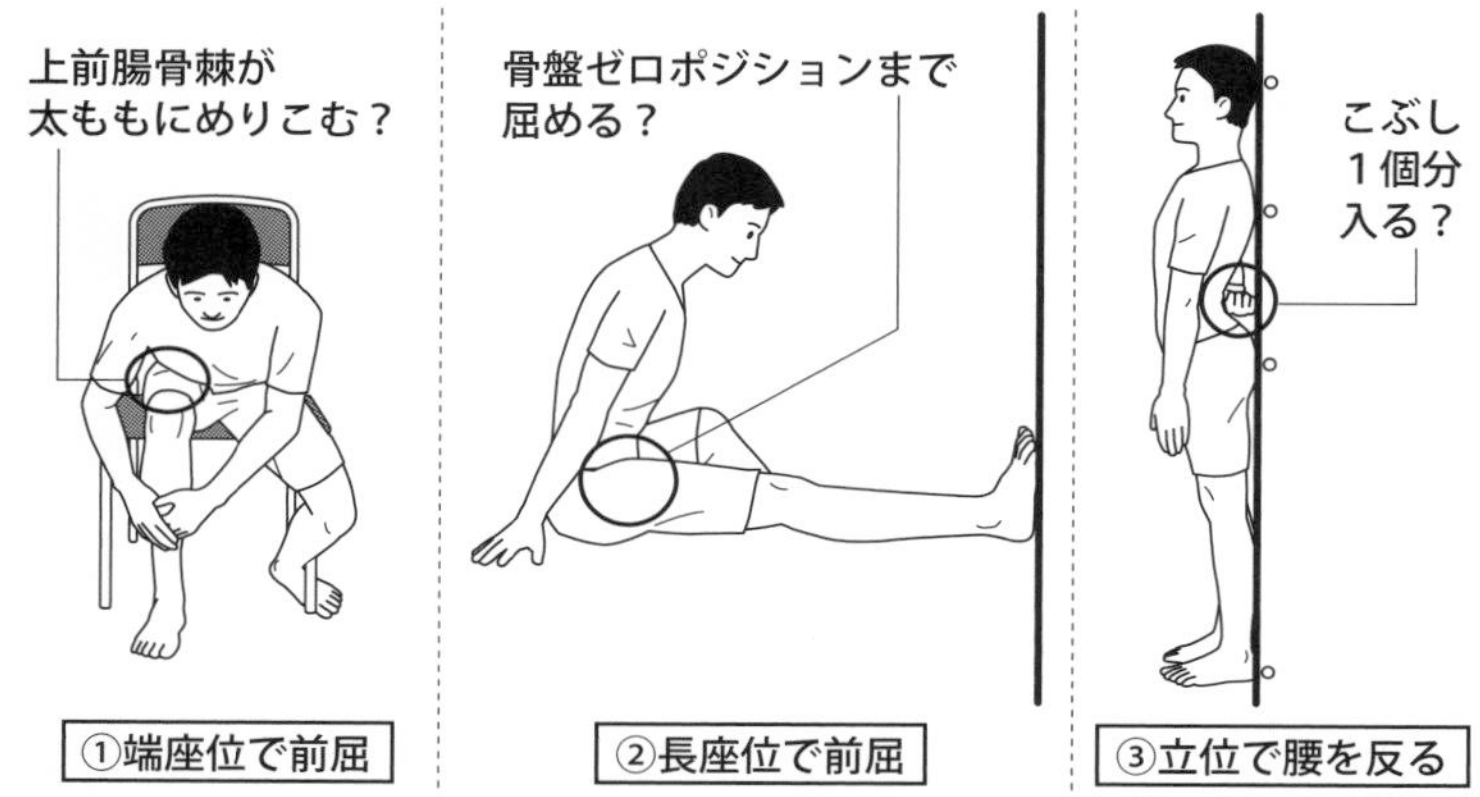

・チェック方法
上半身をまっすぐ前に屈《かが》める
・判定ポイント
右の上前腸骨棘が右の太ももにめりこむか？
・判定結果
【YES】股関節屈曲の可動域は十分
【NO】股関節屈曲の可動域制限が原因で骨盤前傾が不十分な人
⬇制限因子
「伸張痛？」（お尻やお尻の奥）
それとも「関連痛？もしくは痛くない？」
同様に左側もチェックする。YESかNOかだけではなく、同じ結果でも左右差があるか？もチェックしましょう。

②長座位で前屈（図20）
・スタートポジション
壁に右足の裏をぴったりとつけて膝を伸ばして

床に座る。左足はあぐらのような格好にする。手は後ろについてもよい
・チェック方法
上半身をまっすぐ前に屈める
・判定ポイント
骨盤ゼロポジション（上前腸骨棘と恥骨が垂直線上）になるまで屈めるか？
・判定結果
【ＹＥＳ】足の後ろの筋肉の柔軟性は十分
【ＮＯ】足の後ろの筋肉の硬さが原因で前傾が不十分な人
⬇制限因子
「伸張痛？」（太ももの裏やふくらはぎ）
それとも「関連痛？もしくは痛くない？」
同様に左側もチェックする。ＹＥＳかＮＯかだけではなく、同じ結果でも左右差があるか？もチェックしましょう。

③立位で腰を反る　（図20）
・スタートポジション
壁にかかと、お尻、肩甲骨、後頭部の４ヵ所をつけて立つ
※後頭部がつかない人は肩甲骨とお尻だけはつけて立つ

・**チェック方法**

壁に4カ所すべてついたまま骨盤を前傾させて腰の隙間を広げる

・**判定ポイント**

隙間にこぶし1個分が入る？（こぶしの向きは親指と人差し指側が腰につくように）

※肩甲骨やお尻の壁との接触面積が減ってはダメ――→【NO】と判定

・**判定結果**

【YES】 腰椎《ようつい》（背骨）伸展の可動域は十分

【NO】 腰椎（背骨）伸展の可動域制限が原因で骨盤前傾が不十分な人

⬇制限因子

「伸張痛？」（胸やお腹）

それとも「関連痛？もしくは痛くない？」

▼骨盤「後傾」できる可動域があるかをチェック

④片膝をついた王子様のようなポーズで重心を前に（図21）

・**スタートポジション**

右膝をついたポーズ。左の股関節と膝は各々直角の90度。右の股関節はまっすぐの0度、膝は直角の90度。背筋を伸ばして骨盤ゼロポジション

図21　骨盤「後傾」可動域チェック

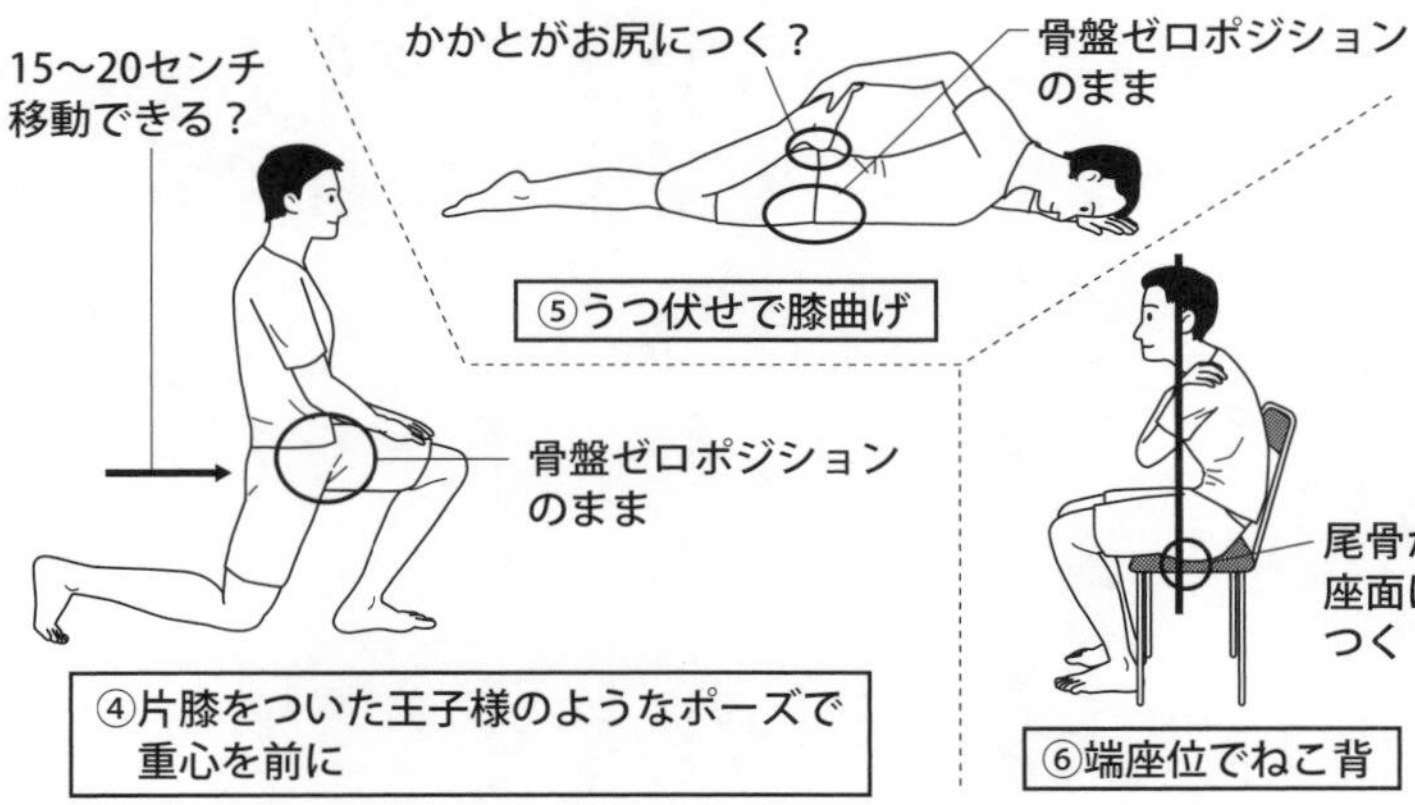
尾骨が
座面に
つく？

・チェック方法

骨盤ゼロポジション（上前腸骨棘と恥骨が垂直線上）を保持したまま左足に体重を乗せていく。

重心を前に15～20センチ移動させる

・判定ポイント

骨盤前傾（恥骨より上前腸骨棘が前）せずに骨盤ゼロポジションを保持したままできる？

※重心を前に15～20センチ移動できないのはダメ――→【NO】と判定

・判定結果

【YES】股関節伸展の可動域は十分

【NO】股関節伸展の可動域制限が原因で骨盤後傾が不十分な人

⬇制限因子

「伸張痛？」（太もものつけ根あたり）

それとも「関連痛？もしくは痛くない？」

同様に左側もチェックする。YESかNOかだけではなく、同じ結果でも左右差があるか？もチェックしましょう。

⑤うつ伏せで膝曲げ（図21）

・スタートポジション

うつ伏せに寝る

・チェック方法

右手で右足の甲をもって膝を曲げていき、かかとをお尻にくっつける

・判定ポイント

骨盤前傾せず（鼠《そ》径部《けいぶ》に隙間ができず）に骨盤ゼロポジション（上前腸骨棘と恥骨が床と平行）を保持したままできる？

※かかとがお尻にくっつかないのはダメ──→【NO】と判定

・判定結果

【YES】太ももの前の筋肉の柔軟性は十分

【NO】太ももの前の筋肉の硬さが原因で骨盤後傾が不十分な人

⬇制限因子

「伸張痛？」（太ももの前）

それとも「関連痛？もしくは痛くない？」

同様に左側もチェックする。YESかNOかだけではなく、同じ結果でも左右差があるか？も

チェックしましょう。

⑥端座位でねこ背　（図21）

・スタートポジション

椅子に浅く腰掛ける。股関節は直角の90度。両手でそれぞれ反対の肩をさわったまま背筋を伸ばして骨盤ゼロポジション

・チェック方法

頭の位置と坐骨が垂直線上を保持したまま脱力した楽な座り方をする。背中が丸く、ねこ背で骨盤後傾した姿勢

※上半身が後ろに傾く（頭の位置が坐骨よりも後ろ）はダメ──→【NO】と判定

・判定ポイント

頭の位置と坐骨が垂直線上を保持したまま尾骨が座面につく？

・判定結果

【YES】腰椎（背骨）屈曲の可動域は十分

【NO】腰椎（背骨）屈曲の可動域制限が原因で骨盤後傾が不十分な人

⬇制限因子

「伸張痛？」（腰や背中）

それとも「関連痛？もしくは痛くない？」

■骨盤「前傾」・「後傾」の可動域判定

〈①〜⑥すべて左右差なく【YES】の人〉

➡骨盤前傾も後傾もできる人。骨盤の前傾・後傾に関わる股関節と腰椎（背骨）の関節可動域に問題なし

〈①〜③すべて左右差なく【YES】の人〉

➡骨盤の前傾ができる人。骨盤の前傾に関わる股関節と腰椎（背骨）の関節可動域に問題なし

〈④〜⑥すべて左右差なく【YES】の人〉

➡骨盤の後傾ができる人。骨盤の後傾に関わる股関節と腰椎（背骨）の関節可動域に問題なし

〈①〜⑥すべて【NO】もしくは左右差がある人〉

➡骨盤前傾も後傾も不十分な人。骨盤の前傾・後傾に関わる股関節と腰椎（背骨）の関節可動域がガチガチすぎ

〈①〜③に1つでも【NO】もしくは左右差がある人〉

➡骨盤の前傾が不十分な人。骨盤の前傾に関わる股関節や腰椎（背骨）の関節可動域に問題あり

（普段、骨盤を中途半端〜寝かせすぎの人に多い）

〈④〜⑥に一つでも【NO】もしくは左右差がある人〉

➡骨盤の後傾が不十分な人。骨盤の後傾に関わる股関節と腰椎（背骨）の関節可動域に問題あり

（普段、骨盤を立たせすぎ〜中途半端の人に多い）

【NO】や左右差がある人の原因

①〜⑥それぞれの【NO】や左右差（可動域が狭いほう）で考えられる原因は次のとおりです。

①股関節屈曲が硬い

「伸張痛」⬇【大殿筋《だいでんきん》、深層外旋六筋《しんそうがいせんろっきん》が硬い】

「関連痛もしくは痛くない」⬇【股関節が変形している】

②足の後ろの筋肉が硬い

「伸張痛」⬇【ハムストリングス、下《か》腿三頭筋《たいさんとうきん》が硬い】

「関連痛もしくは痛くない」⬇【股関節が変形している】

③腰椎（背骨）伸展が硬い

「伸張痛」⬇【腹筋群《ふっきんぐん》、肋間筋《ろっかんきん》（肋骨と肋骨の間の筋肉）、大胸筋《だいきょうきん》（胸の筋肉）、小胸筋《しょうきょうきん》（胸の筋肉）、前鋸筋《ぜんきょきん》（脇の筋肉）が硬い】

「関連痛もしくは痛くない」⬇【腰椎や胸椎が変形している】（たとえば背骨の間のクッションである椎間板が縮んでしまうと、背骨と背骨の間の距離が狭くなって背中側の骨同士がぶつかるため伸展しづらくなる）

④股関節伸展が硬い

「伸張痛」⬇【腸腰筋《ちょうようきん》、縫工筋《ほうこうきん》、大腿筋膜張筋《だいたいきんまくちょうきん》が硬い】

「関連痛もしくは痛くない」⬇【股関節が変形している】

⑤太ももの前の筋肉が硬い

「伸張痛」⬇【大腿直筋《だいたいちょっきん》が硬い】

「関連痛もしくは痛くない」⬇【股関節が変形している】

⑥腰椎（背骨）屈曲が硬い

「伸張痛」⬇【脊柱起立筋《せきちゅうきりつきん》、多裂筋《たれつきん》、僧帽筋《そうぼうきん》（首～肩・背中の筋肉）、菱形筋《りょうけいきん》（肩甲骨と肩甲骨の間の筋肉）が硬い】

「関連痛もしくは痛くない」⬇【腰椎、胸椎が変形している】（たとえば圧迫骨折や腰椎すべり症があるとその背骨の部分の前傾が強まるので、重心を保つためにその前後の背骨は反ってバランスをとるため屈曲しづらくなる）

■骨盤「挙上／下制」・「回旋」の可動域チェック

先の【骨盤傾斜タイプのチェック】で骨盤「挙上／下制」・「回旋」タイプになった人、もしくは【骨盤「前傾」・「後傾」の可動域チェック】で左右差があった人は、骨盤「挙上／下制」・「回旋」の可動域に問題がある可能性がありますので、さらに細かく原因をチェックしていきましょう。両方のチェックで該当しなかった人でも将来の予防のため、余裕がある方は「挙上／下制」・「回旋」の可動域が十分かどうかをチェックすることをおすすめします。いまは問題にはならない程度の軽微な可動域の低下に気づくことができるかもしれません。

＊骨盤「挙上／下制」タイプの人のプレチェック

先に「骨盤傾斜タイプのチェック」で骨盤「挙上／下制」タイプになった人については注意点があります。骨盤「挙上／下制」タイプ、つまり、両足で立っているときに骨盤が挙上／下制してしまう人の原因の多くは、シンプルに足の長さに差があることとなります。どちらかの膝が曲がっているか、股関節が曲がっているか、変形性関節症で股関節や膝などが変形して短くなっているかが考えられます。これについて先に簡単なチェックをしておきましょう。

・股関節チェック：仰向けに寝て膝を立てたときに、左右の膝の高さを比べてみましょう。もし、高さに差がある場合は、低いほうの股関節が変形して短くなっている可能性があります。

・膝関節チェック：膝を伸ばして床に座り、膝のお皿をまっすぐ上に向け、膝の裏を床に押しつけるように力を入れてみましょう。もし、膝の裏と床との間に隙間がある場合は、膝の関節が変形している可能性があります。

このチェックで問題のあった方は一度病院で検査されることをおすすめします。医師に相談の上、このあとのチェックやエクササイズをおこなっていきましょう。

このチェックで問題がなかった人は、背骨や股関節の可動域に左右差がある可能性がありますので、さっそくチェックして原因を見つけましょう。

▼骨盤「挙上／下制」できる可動域があるかをチェック

図22　骨盤「挙上／下制」可動域チェック

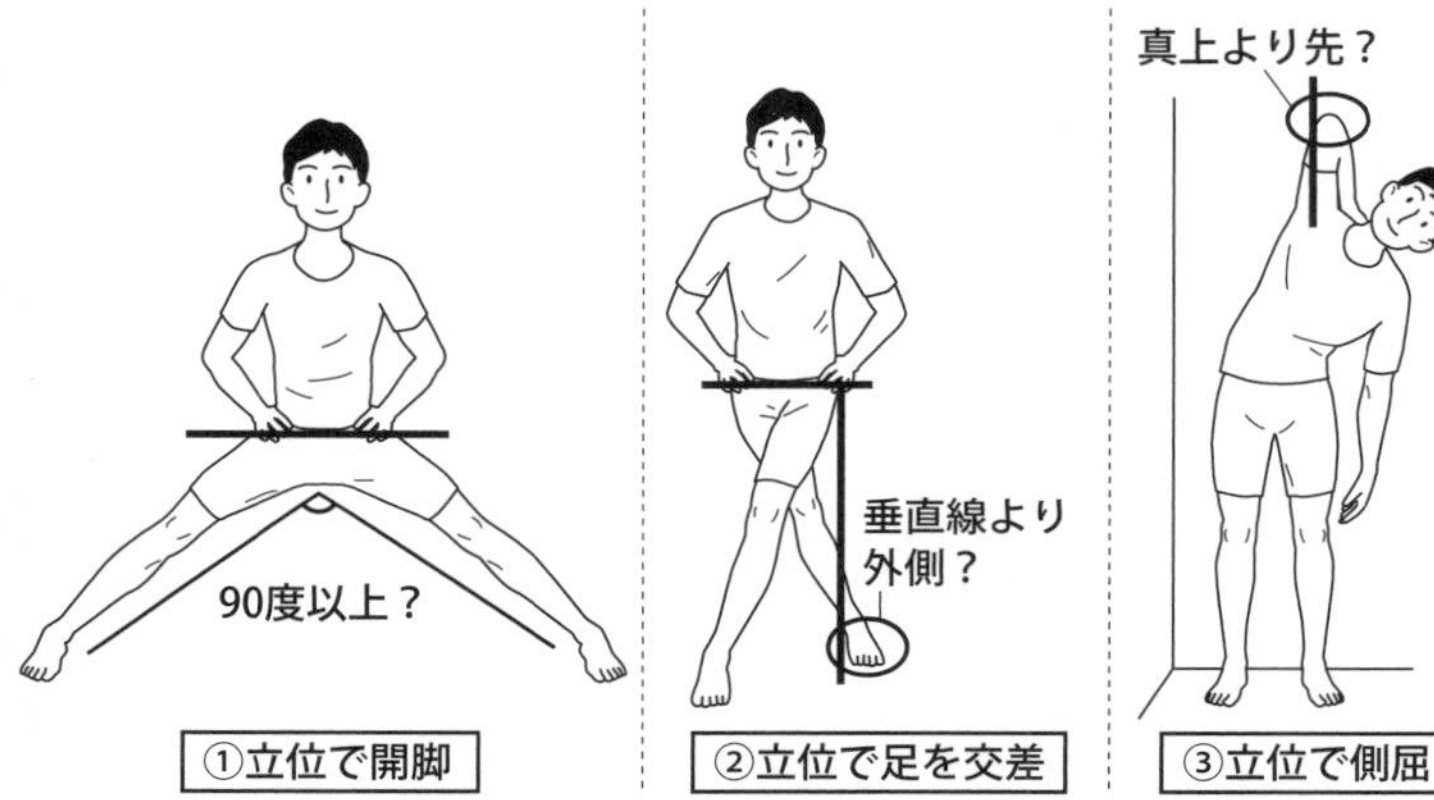

①立位で開脚　（図22）

・スタートポジション

立位で足先は正面に向けて膝をしっかり伸ばす

・チェック方法

左右の上前腸骨棘の高さを同じ位置に保持したまま、足を最大限に左右に広げる（開脚）。

・判定ポイント

左右に広げた足の間の角度が90度以上（時計でたとえると4時と8時くらい）になる？

※左右の上前腸骨棘の高さが違う場合はダメ

→【NO】と判定

・判定結果

【YES】股関節外転の可動域は十分

【NO】股関節外転の可動域制限が原因で骨盤の挙上／下制が不十分な人

⬇制限因子

「伸張痛？」（太ももの内側）

それとも「関連痛？もしくは痛くない？」

※左右の上前腸骨棘の高さが違う場合は、高いほうの股関節の外転が硬いという判断となります。

②立位で足を交差（図22）

・スタートポジション

立位で足先は正面に向ける

・チェック方法

左右の上前腸骨棘の高さ・前後位置ともに同じ状態を保持したまま、足を最大限に交差（左足は前、右足は後ろ）させる。後ろ足の右膝はしっかり伸ばす。前足の左膝はすこし曲げてもOK（※太もものお肉が邪魔をして交差できない人は、前足をつま先立ちにして左膝をさらに曲げてチェックしてもOK）

・判定ポイント

交差させたうちの後ろ足がチェック対象

後ろ足が骨盤の左側の端から下ろした垂直線よりも外側に出ている？

※左右の上前腸骨棘の高さが違う場合はダメ──→【NO】と判定

・判定結果

【YES】股関節内転の可動域は十分

【NO】股関節内転の可動域制限が原因で骨盤の挙上／下制が不十分な人

⬇制限因子

「伸張痛?」（太ももの外側）

それとも「関連痛?もしくは痛くない?」

※後ろ足側の上前腸骨棘の高さがどうしても低くなってしまう場合は、股関節の内転が硬いという判断となります。

同様に左側もチェックする。YESかNOかだけではなく、同じ結果でも左右差があるか?もチェックしましょう。

③立位で側屈（図22）

・スタートポジション

壁にかかと、お尻、肩甲骨、後頭部をつけて立つ

右手の中指の先端で首の後ろの根本にある第7頸椎《けいつい》の突起部分をさわります

（第7頸椎の突起部分の簡単な探し方：顔を最大に下に向けたときに最も後方に突出した硬い骨の部分）

・チェック方法

壁に背をつけたまま、第7頸椎をさわった右腕も壁にぴったりとつけたまま上半身を左へ倒していく

・判定ポイント

壁からかかと、お尻、肩甲骨、後頭部、右腕が離れずに右肘《ひじ》の先端が真上より先（左側）まで

向けられる?
※立った時点で壁から離れている部分があったり、途中でどこか離れてしまったりした場合はダメ──→【NO】と判定

・**判定結果**

【YES】腰椎(背骨)側屈の可動域は十分

【NO】腰椎(背骨)側屈の可動域制限が原因で骨盤の挙上/下制が不十分な人

⬇制限因子

「伸張痛?」(伸ばしている側:上半身を左に倒したときは上半身の右側)それとも「関連痛?もしくは痛くない?」

同様に左側もチェックする。YESかNOかだけではなく、同じ結果でも左右差があるか?もチェックしましょう。

■**骨盤「挙上/下制」の可動域判定**

〈①~③すべて左右差なく【YES】の人〉

⬇骨盤の挙上/下制ができる人。骨盤の挙上/下制に関わる股関節と腰椎(背骨)の関節可動域に問題なし

〈①~③に1つでも【NO】もしくは左右差がある人〉

⬇骨盤の挙上/下制が不十分な人。骨盤の挙上/下制に関わる股関節や腰椎(背骨)の関節可動

域に問題あり

【NO】や左右差がある人の原因

①～③それぞれの【NO】や左右差（可動域が狭いほう）で考えられる原因は次のとおりです。

①股関節外転が硬い

「伸張痛」➡【内転筋群が硬い】

「関連痛もしくは痛くない」➡【股関節が変形している】

②股関節内転が硬い

「伸張痛」➡【中殿筋、小殿筋、大腿筋膜張筋が硬い】

「関連痛もしくは痛くない」➡【股関節が変形している】

③腰椎（背骨）側屈が硬い

「伸張痛」➡【脊柱起立筋、広背筋《こうはいきん》、腹斜筋《ふくしゃきん》、腰方形筋《ようほうけいきん》、肋間筋、大胸筋が硬い】

「関連痛もしくは痛くない」➡【腰椎や胸椎が変形している】（たとえば背骨の間のクッションである椎間板の縮みや圧迫骨折などにより、背骨と背骨の間の距離が狭くなったり傾いたりして、右側や左側の骨同士がぶつかるため側屈しづらくなる）

▼骨盤「回旋」できる可動域があるかをチェック

①立位でつま先を外（図23）

・スタートポジション

立位。膝を正面に向けてしっかり伸ばす。かかととかかとの間はこぶし1つ分開ける

・チェック方法

骨盤ゼロポジションを保持したままつま先を最大限外側に向ける。膝はしっかり伸ばしたまま

・判定ポイント

左右の膝のお皿を各々45度以上外側に向けられる？

※骨盤が傾いたり、膝が曲がってしまう場合はダメ――→【NO】と判定

・判定結果

【YES】股関節外旋《がいせん》の可動域は十分

【NO】股関節外旋の可動域制限が原因で骨盤回旋が不十分な人

➡制限因子

「伸張痛？」（骨盤の外側あたり）

それとも「関連痛？もしくは痛くない？」

※骨盤ゼロポジションを意識しても左右どちらかの骨盤が後ろに引けてしまう場合は、引けたほうの股関節の外旋が硬いという判断となります。また、膝が曲がってしまう場合も、曲がったほうの外旋が硬いという判断となります。

YESかNOかだけではなく、同じ結果でも左右差があるか？もチェックしましょう。

図23　骨盤「回旋」可動域チェック

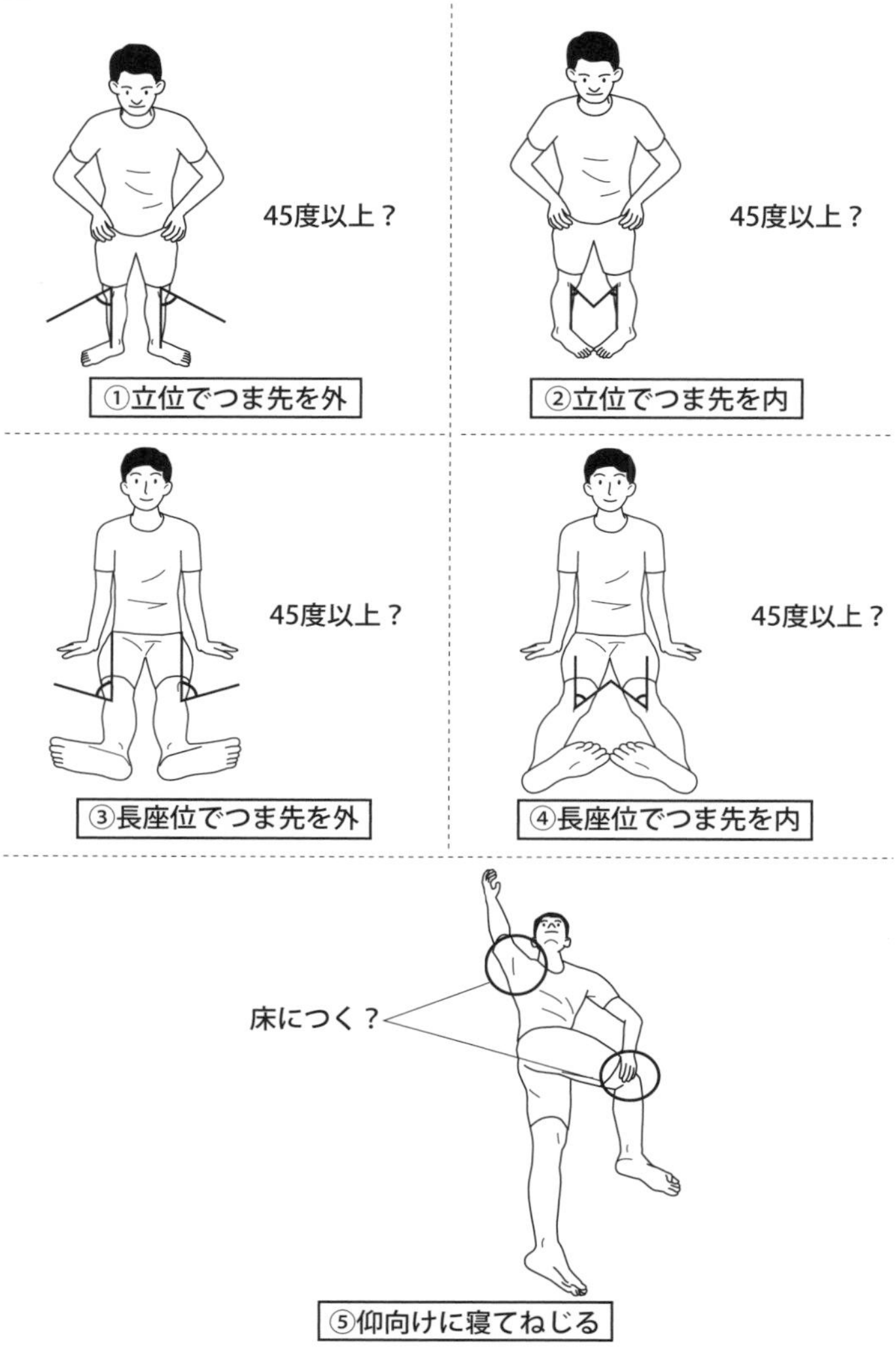

②立位でつま先を内（図23）

・スタートポジション

立位。膝をしっかり伸ばして、足の親指と親指はくっつける

・チェック方法

骨盤ゼロポジションを保持したまま、足の親指と親指はくっつけたまま、つま先を最大限に内側に向ける。膝はしっかり伸ばしたまま

・判定ポイント

左右の膝のお皿を各々45度以上内側に向けられる？

※骨盤が傾いたり、膝が曲がってしまう場合はダメ→【NO】と判定

・判定結果

【YES】股関節内旋《ないせん》の可動域は十分

【NO】股関節内旋の可動域制限が原因で骨盤回旋が不十分な人

➡制限因子

「伸張痛？」（お尻の奥や骨盤の外側）

それとも「関連痛？もしくは痛くない？」

※骨盤ゼロポジションを意識しても左右どちらかの骨盤が前に出てしまう場合は、出たほうの股関節の内旋が硬いという判断となります。また、膝が曲がってしまう場合も、曲がっ

たほうの内旋が硬いという判断となります。

YESかNOかだけではなく、同じ結果でも左右差があるか?もチェックしましょう。

③長座位でつま先を外（図23）

・スタートポジション

床に膝を伸ばして座って、かかととかかとの間はこぶし一つ分開ける。手は後ろについてもよい

・チェック方法

骨盤は正中位《せいちゅうい》（左右の上前腸骨棘が水平）で、膝をしっかり伸ばしたまま、つま先を最大限に外側に向ける

・判定ポイント

左右の膝のお皿を各々45度以上外側に向けられる?

※骨盤が回旋したり、膝が曲がってしまう場合はダメ ──→【NO】と判定

・判定結果

【YES】股関節外旋の可動域は十分

【NO】股関節外旋の可動域制限が原因で骨盤回旋が不十分な人

⬇制限因子

「伸張痛?」（骨盤の外側やお尻）

それとも「関連痛?もしくは痛くない?」

愛読者カード

ご購読ありがとうございました。今後の参考とさせていただきますので、ご協力をお願いいたします。また、新刊案内等をお送りさせていただくことがあります。

【1】本のタイトルをお書きください。

【2】この本を何でお知りになりましたか。

1.書店で実物を見て　2.新聞広告（　　　　新聞）
3.書評で（　　　　）　4.図書館・図書室で　5.人にすすめられて
6.インターネット　7.その他（　　　　）

【3】お買い求めになった理由をお聞かせください。

1.タイトルにひかれて　2.テーマやジャンルに興味があるので
3.著者が好きだから　4.カバーデザインがよかったから
5.その他（　　　　）

【4】お買い求めの店名を教えてください。

【5】本書についてのご意見、ご感想をお聞かせください。

●ご記入のご感想を、広告等、本のPRに使わせていただいてもよろしいですか。
□に✓をご記入ください。　□ 実名で可　□ 匿名で可　□ 不可

郵便はがき

切手をお貼りください。

102-0071

東京都千代田区富士見一―二―十一
KAWADAフラッツ一階

さくら舎　行

住所	〒　　都道府県		
フリガナ		年齢	歳
氏名		性別	男　女
TEL	(　　)		
E-Mail			

さくら舎ウェブサイト　www.sakurasha.com

※骨盤正中位を意識しても左右どちらかの骨盤が後ろに引けてしまう場合は、引けたほうの股関節の外旋が硬いという判断となります。また、膝が曲がってしまう場合も、曲がったほうの外旋が硬いという判断となります。

ＹＥＳかＮＯかだけではなく、同じ結果でも左右差があるか？もチェックしましょう。

④長座位でつま先を内（図23）

・スタートポジション

床に膝を伸ばして座って、足の親指と親指はくっつける。手は後ろについてもよい

・チェック方法

骨盤は正中位で、膝をしっかり伸ばしたまま、つま先を最大限に内側に向ける

・判定ポイント

左右の膝のお皿を各々45度以上内側に向けられる？

※骨盤が回旋したり、膝が曲がってしまう場合はダメ──→【ＮＯ】と判定

・判定結果

【ＹＥＳ】股関節内旋の可動域は十分

【ＮＯ】股関節内旋の可動域制限が原因で骨盤回旋が不十分な人

⬇制限因子

「伸張痛？」（お尻の奥）

それとも「関連痛？もしくは痛くない？」

※骨盤正中位を意識しても左右どちらかの骨盤が前に出てしまう場合は、出たほうの股関節の内旋が硬いという判断となります。また、膝が曲がってしまう場合も、曲がったほうの内旋が硬いという判断となります。

ＹＥＳかＮＯかだけではなく、同じ結果でも左右差があるか？もチェックしましょう。

※①〜④について、つま先でチェックはしません。膝のお皿です。つま先の動きは膝や足首のねじれの動きが加わった複合的な動きとなるため股関節の可動域を正しくチェックできないためです。また、無意識に骨盤を回旋して誤魔化しやすいため、骨盤ゼロポジションや正中位かも注意しながらチェックしてください。

⑤仰向けに寝てねじる（図23）

・**スタートポジション**

仰向けに寝て、右膝だけを立てる

・**チェック方法**

右膝を左に倒し、左手は右膝の上に添える。右腕はバンザイする

・**判定ポイント**

右膝の内側と右肩甲骨を床につけられる？

※膝か肩甲骨の片方しか床につかない場合はダメ――↓【NO】と判定

・判定結果

【YES】腰椎（背骨）回旋の可動域は十分

【NO】腰椎（背骨）回旋の可動域制限が原因で骨盤回旋が不十分な人

⬇制限因子

「伸張痛？」（脇腹やお尻、太ももの外側）

それとも「関連痛？もしくは痛くない？」

同様に左側もチェックする。YESかNOかだけではなく、同じ結果でも左右差があるか？もチェックしましょう。

■骨盤「回旋」の可動域判定

〈①～⑤**すべて左右差なく【YES】の人**〉

⬇骨盤の回旋ができる人。骨盤の回旋に関わる股関節と腰椎（背骨）の関節可動域に問題なし

〈①～⑤**に一つでも【NO】もしくは左右差がある人**〉

⬇骨盤の回旋が不十分な人。骨盤の回旋に関わる股関節や腰椎（背骨）の関節可動域に問題あり

【NO】や左右差がある人の原因

①～⑤それぞれの【NO】や左右差（可動域が狭いほう）で考えられる原因は次のとおりです。

①股関節が伸びた状態で外旋が硬い
「伸張痛」➡【大腿筋膜張筋、中殿筋が硬い】
「関連痛もしくは痛くない」➡【股関節が変形している】
②股関節が伸びた状態で内旋が硬い
「伸張痛」➡【深層外旋六筋、小殿筋が硬い】
「関連痛もしくは痛くない」➡【股関節が変形している】
③股関節が曲がった状態で外旋が硬い
「伸張痛」➡【中殿筋、小殿筋、（大殿筋）が硬い】
「関連痛もしくは痛くない」➡【股関節が変形している】
④股関節が曲がった状態で内旋が硬い
「伸張痛」➡【深層外旋六筋が硬い】
「関連痛もしくは痛くない」➡【股関節が変形している】
⑤腰椎（背骨）回旋が硬い
「伸張痛」➡【脊柱起立筋、広背筋、腹斜筋、肋間筋、大胸筋、大殿筋、大腿筋膜張筋が硬い】
「関連痛もしくは痛くない」➡【腰椎や胸椎が変形している】（たとえば背骨の間のクッションである椎間板の縮みや圧迫骨折などにより、背骨と背骨の間の距離が狭くなると背骨の関節の隙間も狭くなるため回旋しづらくなる）

＊さらにご興味のある方への補足コラム

股関節の外旋、内旋に関わる筋肉について、さらに原因を絞りこむための補足です。

外旋筋：主動作筋（主に働く筋肉）は大殿筋、深層外旋六筋。そして補助筋として縫工筋、恥骨筋、中殿筋、小殿筋、大腿二頭筋《だいたいにとうきん》が挙げられます。

内旋筋：主動作筋はないとも言われています。補助筋として小殿筋、大腿筋膜張筋、中殿筋、半《はん》膜様筋《まくようきん》、半腱様筋《はんけんようきん》が挙げられます。

（中殿筋と小殿筋は外旋と内旋の両方の作用がある）

この中で、股関節が屈曲位と伸展位で作用が切り替わる筋肉があります。それは、深層外旋六筋のうちの「梨状筋《りじょうきん》」と「大殿筋」です。

通常の股関節伸展位では外旋筋の役割をしていますが、屈曲位（椅子に座ったくらい）では筋肉が付着している骨との位置関係から、内旋筋の役割をするようになります。

この作用を利用して、②股関節伸展位で内旋が硬く、③股関節屈曲位で外旋が硬い人は、とくに梨状筋と大殿筋の硬さが問題であると絞りこむことができます。

⬇ここまでで

わたしは【　　　　　】が原因で【　　　　　】タイプ

の普段【　　　　　　　】な人です。

までわかったと思います。

原因については、1つだけの人から、何個もある人までさまざまだと思います。

■筋力は十分か？　バランスはいいか？

もし、階段が大変、走ったり、ジャンプすることは難しいという人は全身的に筋力が低下していますので筋トレは必須となります。しかし、たまに軽い運動やスポーツをしていたり、旅行に行ったり、と制限なく普通の生活が送れている人は筋力としては十分となります。

ただ、骨盤の可動域チェックで1つでも【NO】があった人は、関節可動域だけでなく、前後左右の筋力のバランスが崩れている可能性が高いですので、バランスを整えるための筋トレは必要です。弱いほうの筋肉を多めに鍛えていって（余裕のない方は弱いほうの筋トレだけでもOK）、前後や左右の筋力バランスを整えていきましょう。

関節可動域と同様に、「骨盤」から筋力の弱い部分を教えてもらいましょう。

骨盤傾斜のタイプによって弱くなりやすい部分とその筋肉を次に列記します（**図24**）。

自分の骨盤傾斜タイプに沿って、とくに弱い筋肉がどこか（挙上／下制・回旋については左右のどちらか）を確認しましょう。

全身的に筋力が低下している人は、すべての筋トレをおすすめしたいところではありますが、まずはタイプに沿って弱いところから先に鍛えていきましょう。

ここでは筋肉についての詳しい解説は割愛しますが、これらの筋肉を網羅《もうら》した鍛え方は第4章

図24　骨盤傾斜タイプ別筋肉の弱い部分（▬）

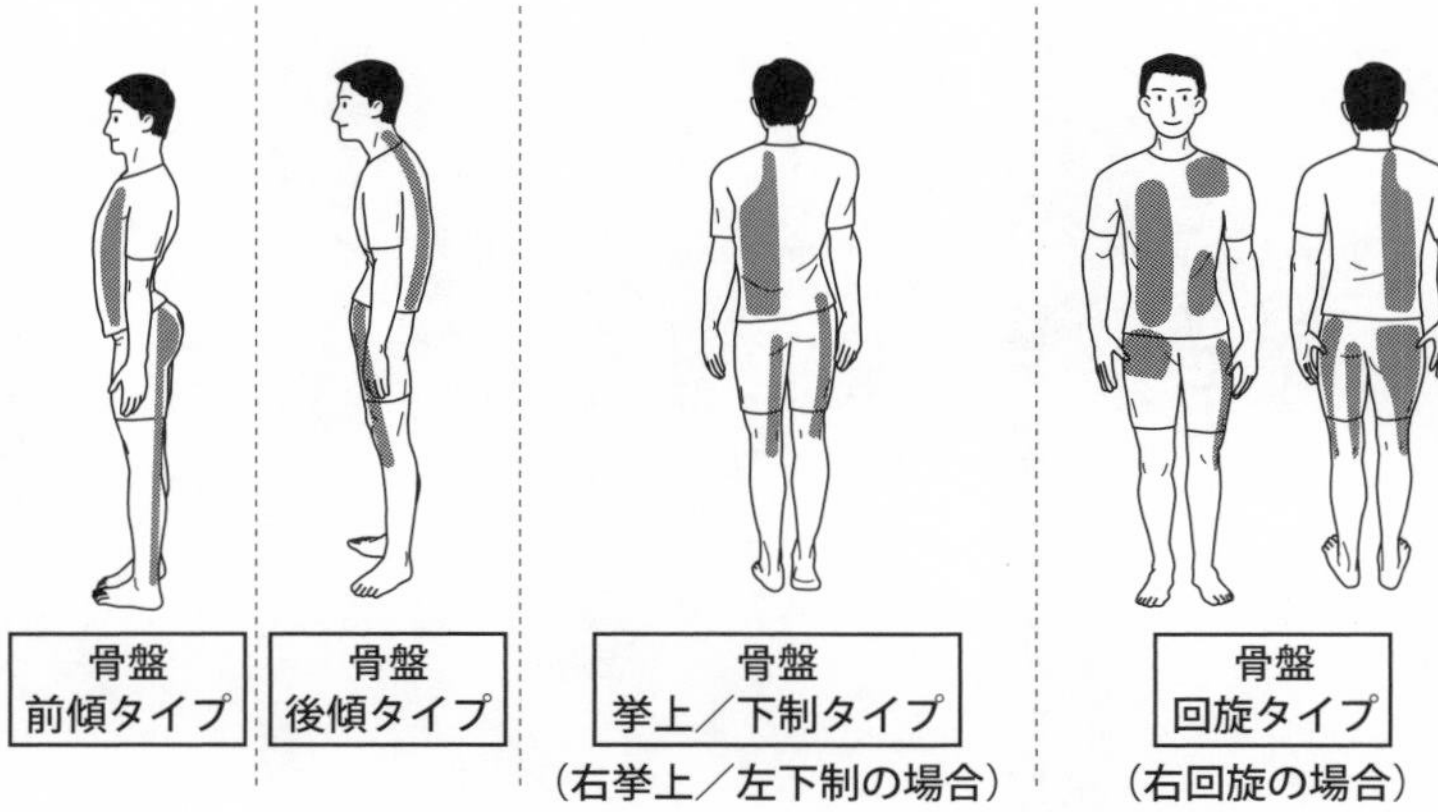

で解説していますのでご安心ください。身体のどのあたりが弱いのかを覚えておくようにしましょう。

骨盤「前傾」タイプ

「体幹の前」と「足の後ろ」が弱くなりやすい

「体幹の前」：腹筋群・肋間筋・大胸筋・小胸筋・前鋸筋

「足の後ろ」：大殿筋・深層外旋六筋・ハムストリングス・下腿三頭筋

骨盤「後傾」タイプ

「体幹の後ろ」と「足の前」が弱くなりやすい

「体幹の後ろ」：脊柱起立筋・僧帽筋・菱形筋

「足の前」：腸腰筋・大腿直筋・縫工筋・大腿筋膜張筋

骨盤「挙上／下制」タイプ

骨盤右挙上（左下制）の場合：「体幹の左」と「右足の外」と「左足の内」が弱くなりやすい

「体幹の左」：左の脊柱起立筋・広背筋・腹斜筋・腰方形筋・肋間筋・大胸筋
「右足の外」：右足の中殿筋・小殿筋・大腿筋膜張筋
「左足の内」：左足の内転筋群
※骨盤左挙上（右下制）の人は左右を入れ替えてください

骨盤「回旋」タイプ

骨盤右回旋（骨盤の左側が前・右側が後ろ）の場合：骨盤を左回旋させる筋肉が弱くなりやすい
※回旋はいろいろな筋肉が複雑に関係しているため列記します
「体幹の右」：内腹斜筋・脊柱起立筋・広背筋・肋間筋・腰方形筋
「体幹の左」：外腹斜筋・大胸筋
「右足」：腸腰筋・大殿筋・深層外旋六筋・大腿二頭筋
「左足」：大腿筋膜張筋・半腱様筋・半膜様筋
「両足」：中殿筋・小殿筋
※骨盤左回旋（骨盤の右側が前・左側が後ろ）の人は左右を入れ替えてください

■ボディイメージは正しいか？

ボディイメージのチェックは関節可動域と筋力が十分であることが条件となります。可動域チェックで【NO】がある人（【NO】が多ければ多いほど）や筋力に左右差がある人は、ボディイメージが崩れている可能性が高いからです。そのため、まずは関節可動域と筋力の改善を優先しなければなりません。
ですが、十分でなかったとしても、もちろんチェックしていただいて構いません。その場合は、いま自分が持ち合わせている関節可動域と筋力の機能を最大限に活用できているのか？のチェックになります。ただ、関節可動域や筋力が不十分だと正しくできているのかの判断が自分ではとてもわかりにくいので、ご参考程度になさってください。

また、このボディイメージのチェックには難点があります。ボディイメージというのは、生活の中のすべての姿勢や動作について言えることなので、正しくできているかをチェックしようとしたら本当はキリがないからです。臥位《がい》、座位、立位、寝返り、起き上がり、立ち上がり、歩行、階段、坂道、走行、自転車、スポーツなどなどパッと思いついたものだけでも簡単に10個以上挙がります。

しかも、それぞれにはさらにいろんなパターンが存在します。たとえば座位ひとつとっても、あぐら、正座、横座り、ソファのような沈む椅子、低い椅子、高い椅子、背もたれのある椅子、背もたれのない椅子、椅子で足を組んで座るなど、それぞれすべての座位姿勢におけるボディイメージが正しいかをチェックしようとしたら……「想像するだけで嫌！」という方が多いと思います。

そのため本書ではもっとシンプルにします。さまざまな姿勢や動作におけるボディイメージをたった3つの項目（立位・座位・歩行）だけチェックすれば網羅できるようにしました。
「立位」「座位」は平面である2次元の世界でのチェック、「歩行」はさらに奥行きが加わった立

図25　お辞儀（2次元前後方向のチェック）

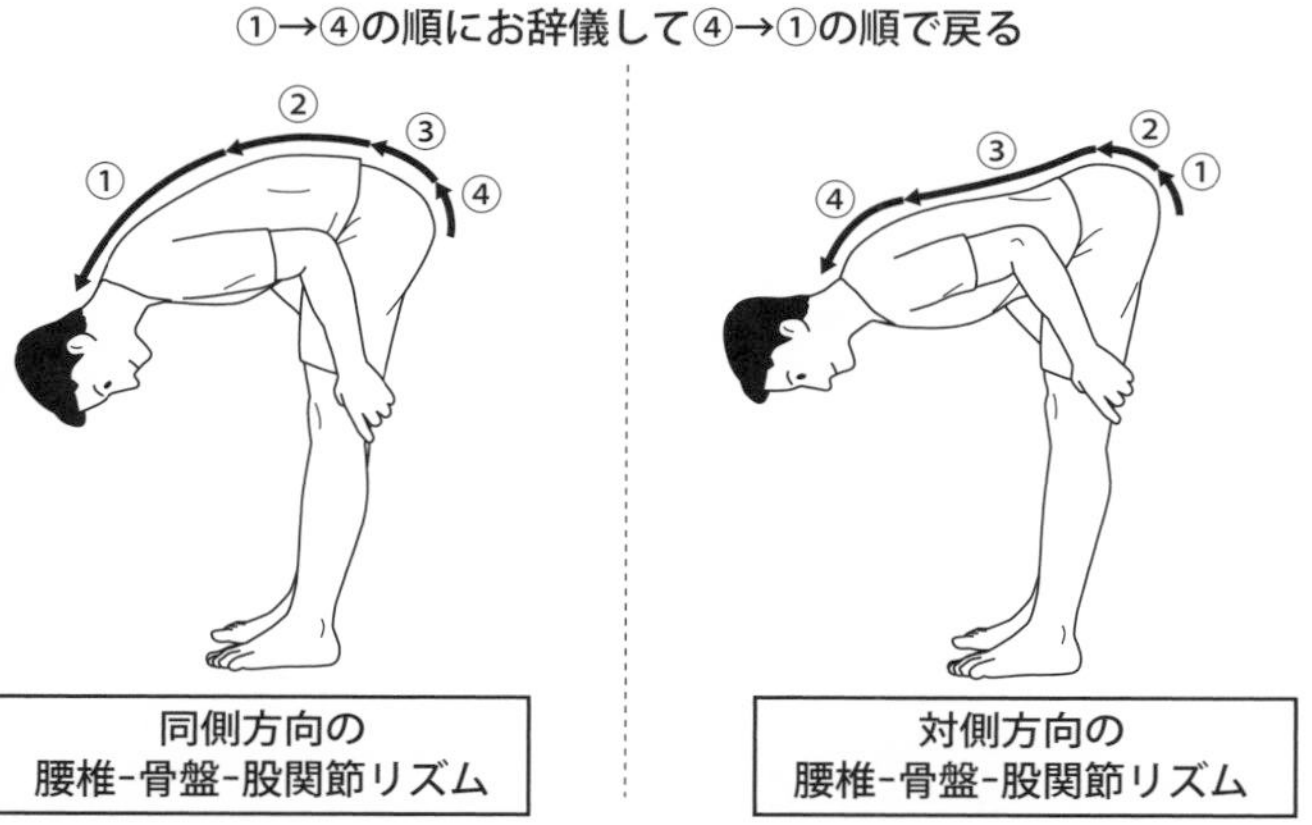

体である3次元の世界でのチェックとなります。この3つのチェックで正しいボディイメージを持っているのかを確認します。

それではボディイメージのチェックをしてみましょう。

①立位：お辞儀（2次元（平面）**前後方向のチェック）**（図25）

・スタートポジション

立位

・チェック方法

「同側方向の腰椎‐骨盤‐股関節リズム」でお辞《じ》儀《ぎ》して戻る

上から順番に「頭を下げる」→「背骨を上から順に（1つずつ）曲げていく」→「骨盤前傾」→「股関節屈曲」の順にお辞儀する

下から順番に「股関節伸展」→「骨盤を起こす」→「背骨を下から順に（1つずつ）起こし

ていく」──→「頭を上げる」の順に戻る
「対側方向の腰椎-骨盤-股関節リズム」でお辞儀して戻る
下から順番に「股関節屈曲」──→「骨盤前傾」──→「背骨は反らしたまま」──→「頭を下げる」の順にお辞儀する
上から順番に「頭を上げる」──→「背骨は反らしたまま」──→「骨盤を起こす」──→「股関節伸展」の順に戻る
・判定ポイント
同側方向と対側方向の両方とも記載どおりの順番でお辞儀して、戻ることができる？
・判定結果
【YES】2次元（平面）前後方向のボディイメージは合格
【NO】2次元（平面）前後方向のボディイメージが不十分な人

②座位：お尻浮かし（2次元（平面）側屈・回旋方向のチェック）（図26）
・スタートポジション
椅子座位
・チェック方法
「同側方向の腰椎-骨盤-股関節リズム」で右側のお尻を浮かして戻る
上から順番に「頭を左に傾ける」──→「背骨を上から順に左に傾けていく」──→「骨盤の左下制／

図26　お尻浮かし（２次元側屈・回旋方向のチェック）

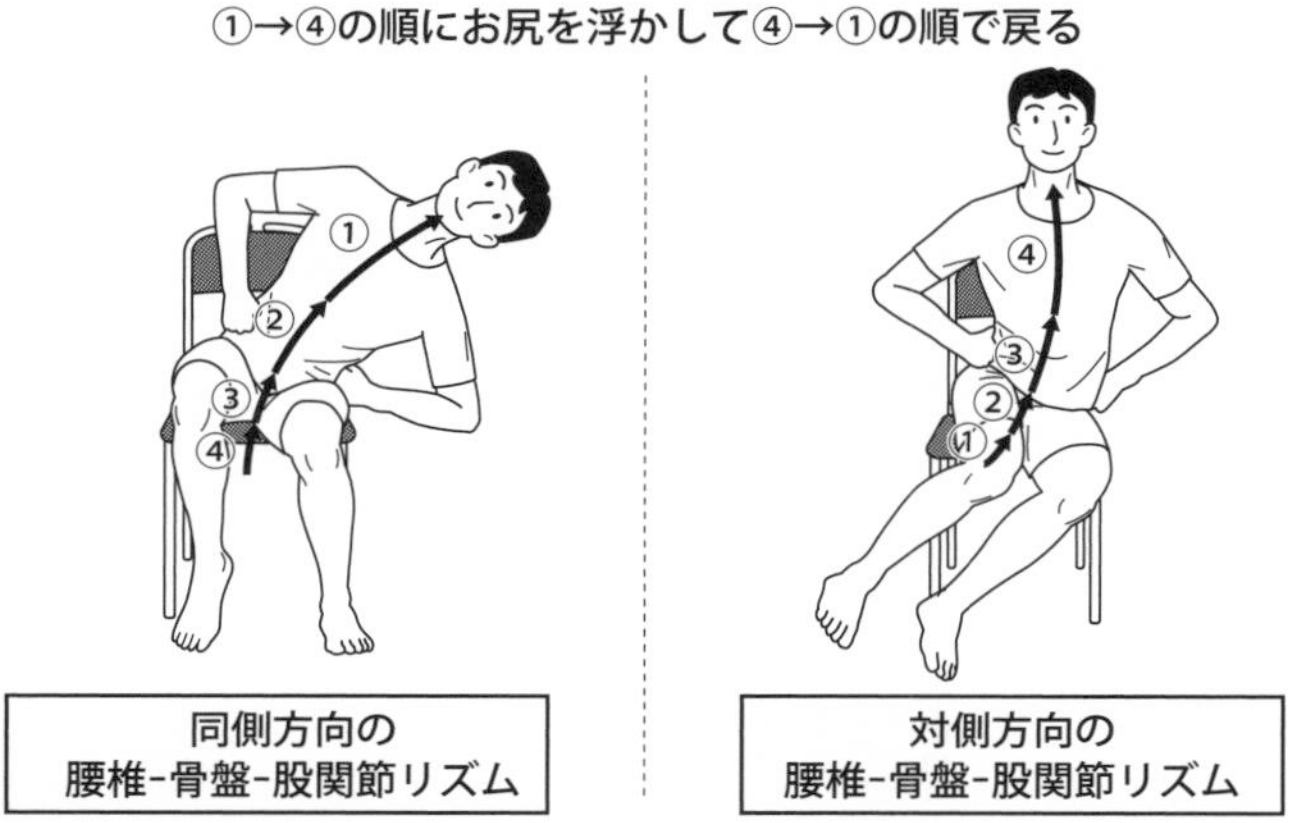

右挙上」→「両足が床に着いたまま（股関節の左内旋・右外旋）」の順に右側のお尻を浮かす

下から順番に「両足が床に着いたまま（股関節の左外旋・右内旋）」→「骨盤の右側を下ろす」→「背骨を下から順に右に起こしていく」→「頭を右に起こす」の順に戻る。

「**対側方向の腰椎-骨盤-股関節リズム**」**でお辞儀して戻る**

下から順番に「両足が右に浮く（股関節の左外旋・右内旋）」→「骨盤の左下制／右挙上」→「背骨は右側屈」→「頭と肩は床と平行のまま」の順に右側のお尻を浮かす。

上から順番に「頭と肩は床と平行のまま」→「背骨を上から順に正中に戻していく」→「骨盤の右側を下ろす」→「両足が床に着く（股関節を正中）」の順に戻る

・**判定ポイント**

同側方向と対側方向の両方とも記載どおりの順

番で片側のお尻を浮かして戻ることができる？

・判定結果

【ＹＥＳ】２次元（平面）側屈・回旋方向のボディイメージは合格

【ＮＯ】２次元（平面）側屈・回旋方向のボディイメージが不十分な人

同様に左側もチェックする。ＹＥＳかＮＯかだけではなく、同じ結果でも左右差があるか？もチェックしましょう。

③歩行：前後歩き・交差横歩き（３次元（立体）前後・側屈・回旋方向のチェック）

・正しくチェックするための注意点

歩行を正しくチェックするためには服装が重要です。服装によって身体の動きが制限されないことが大切です。

タイトなズボン、股上の浅いズボン、タイトなスカート、ヒール・サンダルはダメ。しゃがんだり、上り坂を大股で歩いたり、開脚したりしても動きが制限されない洋服はＯＫ。ポケットの中も空、歩きやすい靴でチェックします。

・正しくチェックするためのポイント

足を前に振り出したときには、振り出した側の骨盤は５度くらい前に回旋したり、ほんのすこし後傾したりします。

足を後ろに蹴り出したときには、蹴り出した側の骨盤は5度くらい後ろに回旋したり、ほんのすこし前傾したりします（正確には挙上／下制の動きもわずかにあります）。

つまり、歩行の際、上半身（背骨）はまっすぐ前を向いていて動いていないように思うかもしれませんが、骨盤が前傾や後傾、回旋していますので、実際にはその動きを打ち消す方向に絶えず動いています。

股関節は多めに見ると、前に20度、後ろに15度ほど可動しています。歩幅の見た目からしたら、もうすこし前後とも大きく動いているように思われるかもしれませんが、それは上記の骨盤の前傾や後傾、回旋がプラスされているためです。

このように、歩行という動作は絶えず背骨と骨盤と股関節が連動して動いています。そのため、歩行のチェックではあえて骨盤を動かさないようにして歩いていただきます。骨盤を固定することで背骨や股関節の問題を見つけやすいからです。

ボディイメージが正しい人、つまり自分の背骨や股関節を制御できる人は、骨盤を動かさないで歩くことができます。

背骨や股関節を制御できない人は、骨盤を動かさないように意識して歩いても勝手に動いてしまいます。もしくは、骨盤をどうにか動かさないように固定できたとしても、今度は背骨や股関節のほうが勝手に動いたり、傾いたりしてしまいます。

それでは、骨盤を動かさないように固定して歩行チェックをしてみましょう。

図27　前後歩き（3次元前後方向のチェック）

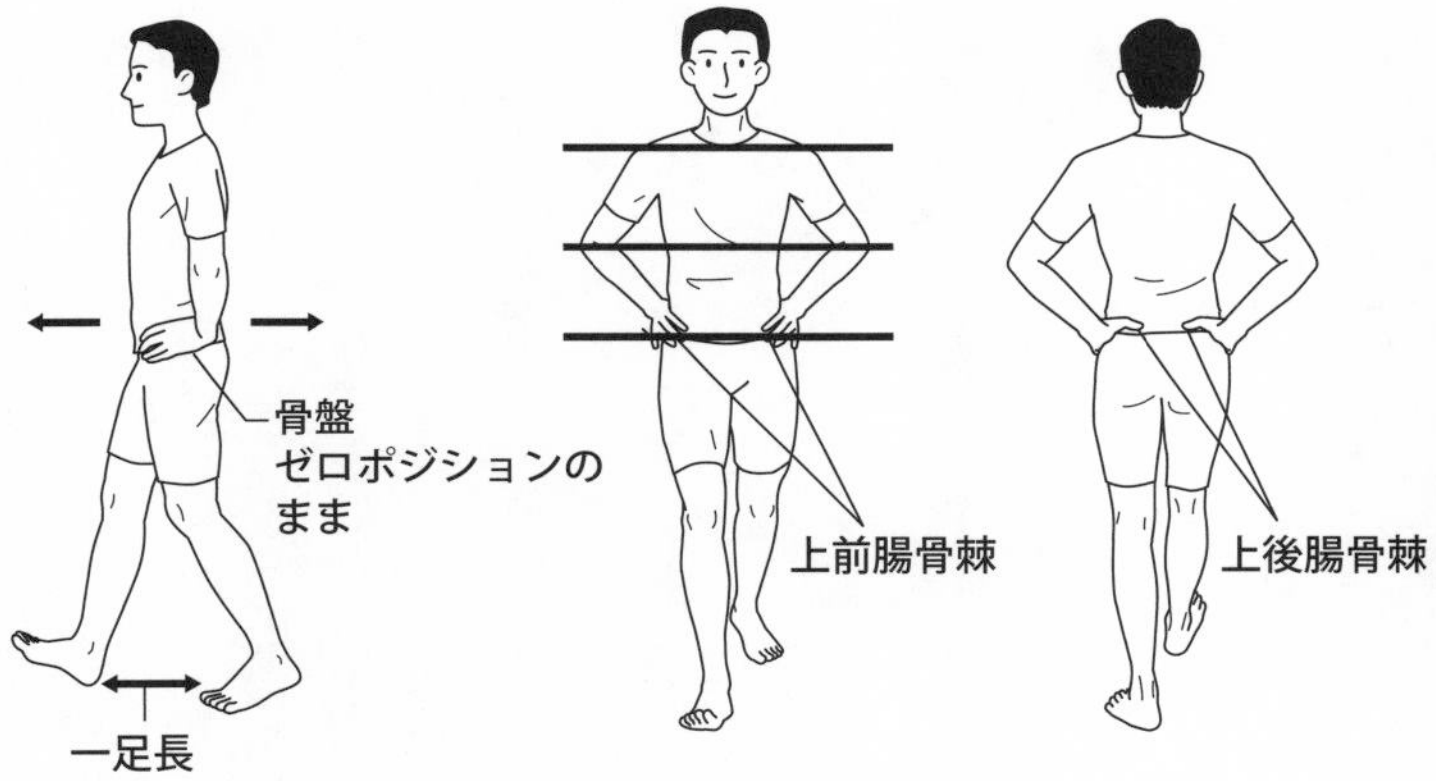

Ⓐ**前後歩き**（図27）

・**スタートポジション**

立位で骨盤ゼロポジション。腰に手を当てて中指は上前腸骨棘、親指は上後腸骨棘（さわれたら）。左右の肩と肘は横一直線

・**チェック方法**

歩幅は一足長（足のかかとからつま先の先端までの長さ）分の間隔を開ける

左右の肩と肘は横一直線のまま、骨盤もゼロポジションのまま（前傾も後傾も挙上／下制も回旋もせずに）動いたり傾いたりせずに前歩きと後ろ歩きをする

・**判定ポイント**

左右の肩と肘が横一直線や骨盤ゼロポジションを保持したまま前歩きも後ろ歩きもできる？

※判定に迷うほどのわずかな肩や肘、骨盤の動きや傾き（いずれも1センチ未満）→【YES】と判定

肩や肘、骨盤の動きや傾き（いずれか1センチ以上）――→【NO】と判定
上半身が左右に揺れる、ねこ背になる場合はダメ――→【NO】と判定
左右差がある、前後歩きのどちらかのみ可の場合はダメ――→【NO】と判定

・判定結果

【YES】3次元（立体）前後方向のボディイメージは合格
【NO】3次元（立体）前後方向のボディイメージが不十分な人

Ⓑ交差横歩き（図28）

・スタートポジション

立位で骨盤ゼロポジション。腰に手を当てて中指は上前腸骨棘、親指は上後腸骨棘（さわれたら）。左右の肩と肘は横一直線。つま先は正面

・チェック方法

横歩きの歩幅は、足の横幅一足分（足の母指球あたりのいちばん内側から外側までの長さ）以上の間隔を開ける
左右の肩と肘は横一直線のまま、骨盤もゼロポジションのまま（前傾も後傾も挙上／下制も回旋もせずに）動いたり傾いたりせずに前交差――→後ろ交差――→前交差――→後ろ交差と交互に横歩きをする。つま先は常に正面

右方向への横歩きの場合

図28 交差横歩き（3次元側屈・回旋方向のチェック）

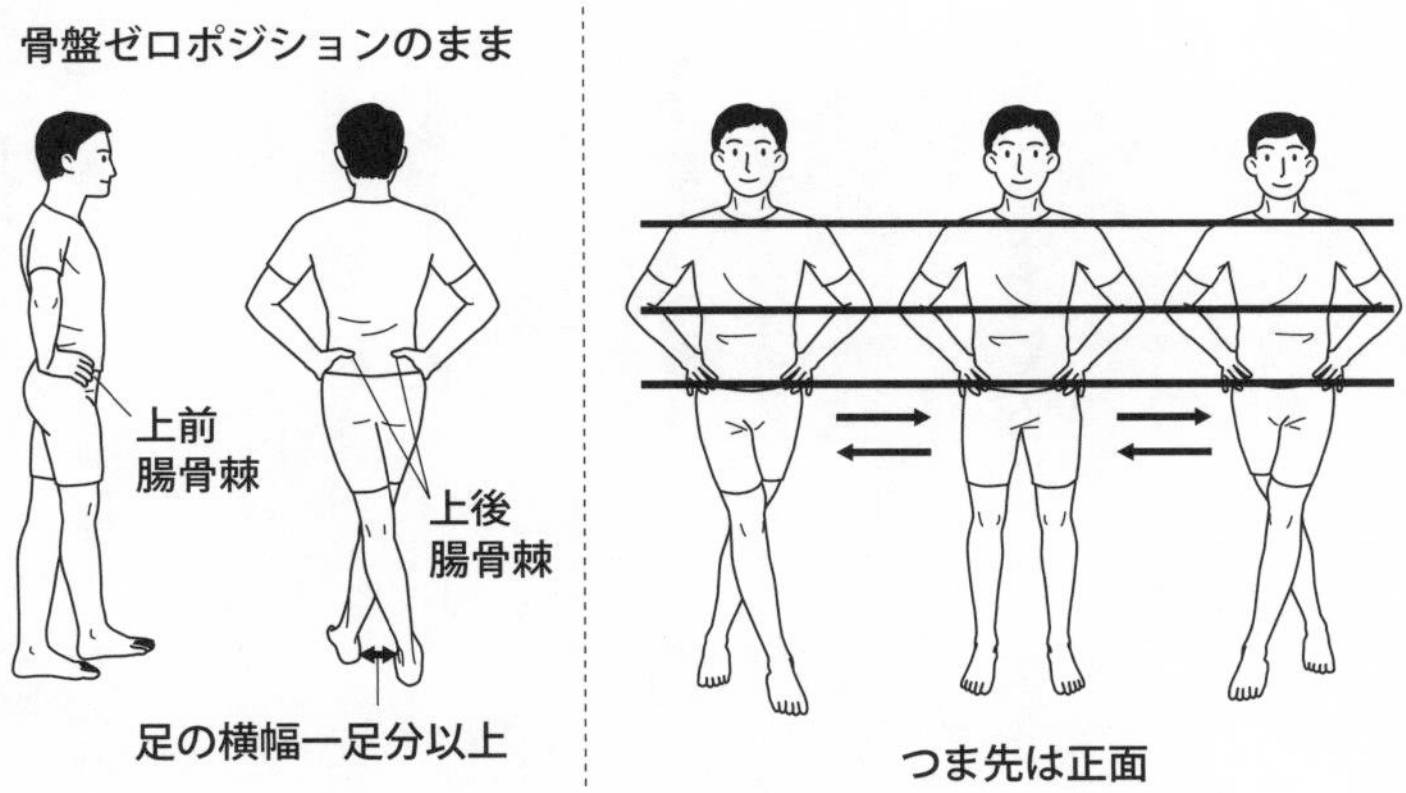

右足を真横に出す→左足を前交差（右足のつま先から母指球あたりのエリア上に左足のかかとをつく）→右足を真横に出す→左足を後ろ交差（右足のかかとから土踏まずあたりのエリア上に左足のつま先をつく）の繰り返し。左方向も同様に

・**判定ポイント**

左右の肩と肘が横一直線や骨盤ゼロポジションを保持したまま左右とも交差横歩きできる？

※判定に迷うほどのわずかな肩や肘、骨盤の動きや傾き（いずれも1センチ未満）→【YES】と判定

肩や肘、骨盤の動きや傾き（いずれか1センチ以上）→【NO】と判定

上半身が左右に揺れたりねじれたり、ねこ背になる場合はダメ→【NO】と判定

左右差がある場合はダメ→【NO】と判定

・**判定結果**

【YES】3次元（立体）側屈・回旋方向のボ

ディイメージは合格
【NO】３次元（立体）側屈・回旋方向のボディイメージが不十分な人

※体型の問題などで足をクロスできない人は、申しわけありませんが、この③歩行チェックについては実施が難しいです。ただ、足をクロスできない人は、左右の足の幅が広がって歩いていたり、腰を過剰に回旋して歩いていたりなど、正しい歩き方ができない状態になっていますので、③歩行のボディイメージは【NO】崩れていると判定してください。

■ボディイメージ判定

〈①～③すべて左右差なく【YES】の人〉
⬇２次元（平面）・３次元（立体）ともに前後・側屈・回旋方向のボディイメージに問題なし
関節可動域や筋力の機能を最大限に利用できている

〈①～③に１つでも【NO】もしくは左右差がある人〉
⬇該当部分の２次元（平面）・３次元（立体）における前後・側屈・回旋方向のボディイメージに問題あり
関節可動域や筋力の機能を十分に利用できていない

以上で「関節可動域」「筋力」「ボディイメージ」のチェックは終了です。いかがでしたでしょうか？

自分の身体のどこに問題があるのかを骨盤から見つけ出すことができましたか。早くも「ここの柔軟性だけ改善すればいいのね！」という方もいれば、「【NO】が多すぎてどうしたらいいのか……」という方もいらっしゃるかもしれませんが、まずは自分の身体を知ることが治療する上で最も重要なことです。だから安心してください。

原因がわかれば、あとはそれに対してアプローチするだけです。詳細は第4章で解説しますので、一つ一つ改善していきましょう。

繰り返しになりますが「関節可動域」と「筋力」に問題がある方は、そちらの改善が優先です。それは「ボディイメージ」に問題があっても「関節可動域」や「筋力」が改善すると「ボディイメージ」も自然に改善してしまうことがあるからです。

もちろん、運動メニューが増えても同時に継続できる！という人は「ボディイメージ」の治療も同時におこなっていただいて構いませんよ！

＊すべて【YES】で何も問題がないはずなのに時々どこかに不調が生じる人

「関節可動域」に問題がなく柔軟性も十分だし、「筋力」も強く、バランスもいい、「ボディイメージ」もズレていない、そんな完璧ともいえる身体を持ち合わせているにもかかわらず、時々不調が生じてしまう人がいます。そのような方の原因は、このあと説明しますが骨盤戦略パターンが偏《かたよ》っている人です。

身体のメンテナンスは十分なほどしっかりできていますが、日常生活においては骨盤をある一定の方向にばかり傾けていることが多い人です。

第4章では【YES】や【NO】の有無にかかわらず、すべての人にとって重要な日常生活における骨盤戦略のとり方についてお話ししていきます。

もう一点、身体以外の問題として、きつい下着やズボンによる締めつけによって、骨盤（仙腸関節）の靱帯が伸びたり、股関節の動きが制限されて腰の負担が増えたりして痛みが出ている人がいます。普段、タイトな洋服を選ぶことが多い人は洋服が不調の原因になっている可能性もありますので合わせて確認してみてください。

あなたの日常生活における骨盤パターンは偏っていないか？

■普段の骨盤の傾きを知る方法

普段、骨盤の傾きを意識して日常生活を過ごしていますか？　この姿勢のときは前傾、この動作のときは後傾、というように。「いやいや、そんなのとんでもない」ですよね。そんなことほとんどの方が意識せずに、無意識におこなっていることだと思います。

しかし、それを無意識でも自分で上手にコントロールできていればいいのですが、コントロールできていない場合は不調に陥《おちい》るリスクがあります。

もし、無意識に偏ったパターンのみおこなっていたり、悪い使い方をしていたら、いまは不調に陥っていない人だとしても、いずれは……。そのため、まずは自分を知ることから始めましょう。

ここでは治療に向けた戦略をより明確でより簡単に立てられるように、複雑な骨盤の回旋（挙上／下制）は含めずに、もっとも重要な前傾と後傾に限定して説明していきます。

あなたのことをいちばんよく表しているのが座った姿勢です（図29）。

立った姿勢では力を抜くことができません。本当に力を抜いたら倒れてしまうからです。ですが、座った姿勢はどうでしょうか。力を抜いて座ることもできますし、背もたれに寄りかかって

図29 座った姿勢３パターン

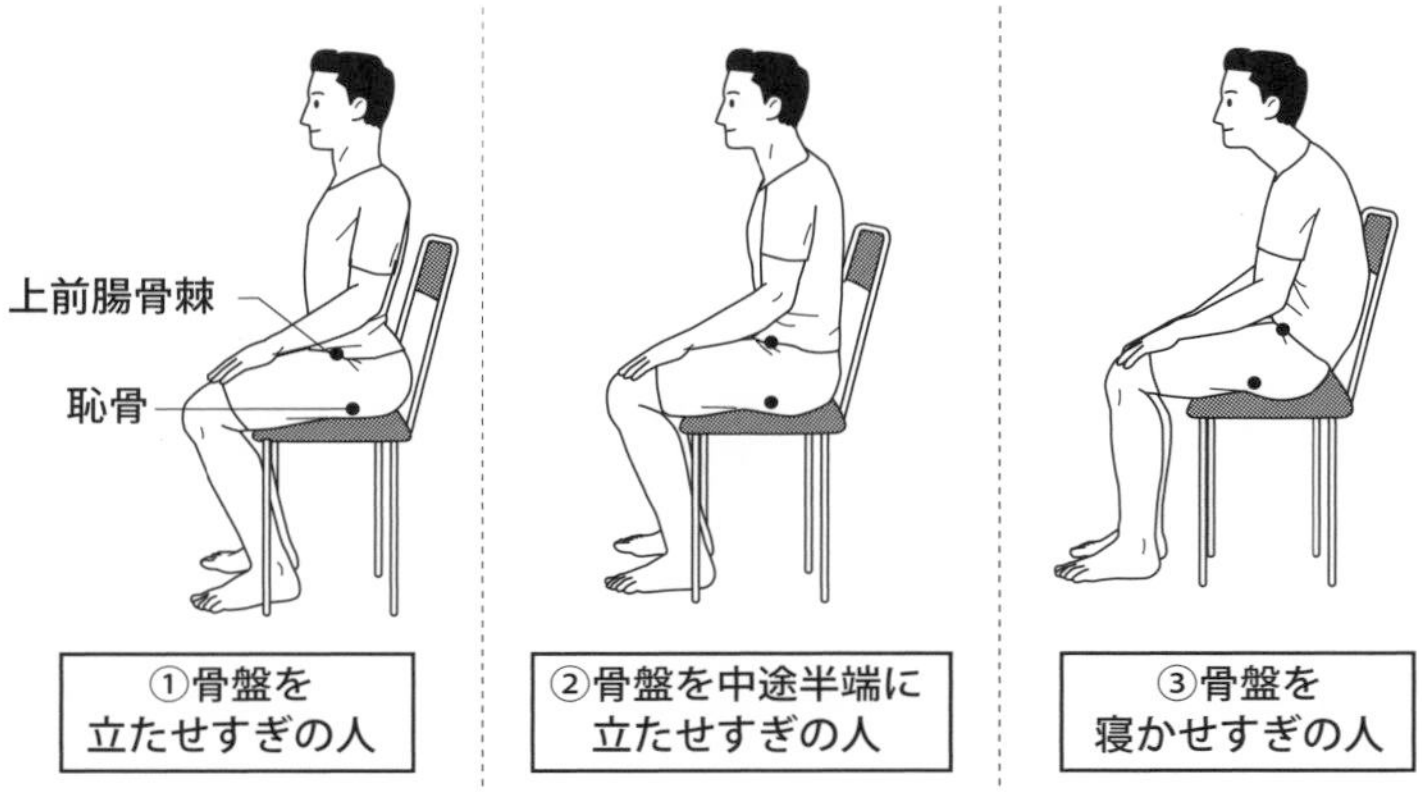

本当に力を抜いて座ることもできます。

立ったままでは寝られませんが、座ったままでは寝られますよね。つまり、立った姿勢よりも座った姿勢のほうが、楽をしようと思えば楽ができる姿勢ということです。そのため、座った姿勢は、人によって差が大きく出る姿勢となります。あなたの身体の強いところや弱いところが顕著に表れる姿勢、それが座った姿勢です。

座った姿勢を骨盤の前傾・後傾の傾きで大きく分けると次の3パターンになります。

①決して楽をしないで背筋をピーンと伸ばした姿勢（骨盤を立たせすぎの人：上前腸骨棘が恥骨よりも前にある人）

②なるべく背もたれを使わずに座ろうと頑張っている姿勢（骨盤を中途半端に立たせすぎの人：上前腸骨棘が恥骨と垂直線上から1～2横指後ろにある人）

③背もたれに寄りかかって座るような楽をした姿

勢（骨盤を寝かせすぎの人：上前腸骨棘が恥骨よりも2横指より後ろにある人）

※②のところで、なぜ骨盤中途半端の中に骨盤ゼロポジションとされる「上前腸骨棘が恥骨と垂直線上」が含まれているのかについて。座った姿勢ではこの骨盤ゼロポジションだとしても、実は背骨はキレイなS字カーブを描いていないで中途半端に立たせているだけの人がいるためです。

この3パターンのどれかで座っていると思いますが、座り方はたいてい同じであることが多いです。

オーストラリアの研究機関の調査によると、日本人（成人）は世界20カ国中で、平日に座っている時間が1日7時間でいちばん長いことが報告されています。つまり、一日の中で多くの時間を座って過ごしているわけですから、どのようなパターンで座って過ごしているかによって、立ったときの姿勢が決まると言っても過言ではありません。

たとえば、骨盤を寝かせてガニ股座りの人はねこ背でガニ股歩き、骨盤を立たせて内股座りの人は反り腰で内股歩き、といった具合です。

■「姿勢」における普段の骨盤パターンチェック

それでは、一日のうちであなたが座っている時間について確認してみましょう。①～③どのパターンで過ごしていることが多いでしょうか？　たとえば、家、職場、学校、余暇などで座っている姿勢を思い浮かべてみましょう。すぐに自分はこのパターンがもっとも多い！と自信を持って言える人もいると思いますが、すこしでも迷われた場合には細かくチェックすることをおすすめします。

大まかでいいので一日の中でどのパターンで座っていたかを時間毎にメモをとっていただき、集計をして、いちばん多いパターンがどれかを確認してみましょう。

たとえば、7時から8時：パターン③、9時30分から10時：パターン①、12時から15時：パターン②、18時から19時パターン③というように。

どうでしたか？　どれかのパターンに偏っていましたか？　偏っていたら、それがあなたの日常生活における姿勢の骨盤パターンです。

もし3パターンの姿勢を満遍なくとっている人は骨盤の使い方が上手な可能性があります。ただ、時と場合に応じて正しい骨盤戦略をとれていればの話です。もし間違った骨盤戦略をとっていたらパターンが偏っていなくても悪いとなります。

■「動作」のときにも同じ骨盤パターンをしていたら危険

もう一つ、日常生活には座位や立位などの静止している「姿勢」の時間と、立ち上がりや歩行などで動いている「動作」の時間の2つがあります。先ほどの「座位」での骨盤の偏ったパターンというのは「姿勢」における問題になりますが、それが「動作」にまで影響を及ぼしてしまうことがあります。

たとえば、パターン①「骨盤を立たせすぎの人」は、前項のボディイメージのところで述べたように、お辞儀するときにも「対側方向の腰椎‐骨盤‐股関節リズム」で物干し竿のように反り腰だったり、重荷を持ち上げるときやしゃがむときにも骨盤を立たせすぎて反り腰のままおこなっていたりする人が多いです。

逆にパターン③「骨盤を寝かせすぎの人」は、同様に「同側方向の腰椎‐骨盤‐股関節リズム」でお辞儀やしゃがむときなどにも骨盤を寝かせすぎている人が多いです。このように「姿勢」だけでなく「動作」のときにも偏ったパターンばかりおこなっている人は不調の渦《うず》に深く飲みこまれてしまい抜け出すのに時間がかかってしまいます。

■「動作」における普段の骨盤パターンチェック

それでは、一日の中であなたが動いている時間の骨盤パターンを確認してみましょう。

簡単なチェックを希望される方は次の2点を試してみてください。「しゃがんだとき」と「10キログラムのお米の袋を床から持ち上げるとき」に自分の背骨（腰椎）がどのような状態になっているかを鏡や動画を撮ったりして確認してみましょう。意識せずになるべく普段どおりにおこなってください。

そのときに、①反り腰（骨盤を立たせすぎの人）、②腰がまっすぐ（骨盤を中途半端に立たせすぎの人）、③腰が丸まっている（骨盤を寝かせすぎの人）のどのパターンになっているかをチェックしてみましょう。

もし可能であればちょっと大変ですが「姿勢」のチェックと同様に1日かけて、いろいろな動作のときに骨盤が①〜③のどのパターンになっているかを時間毎にメモをとってみましょう。起き上がるとき、立ち上がるとき、歩行、階段、自転車、家事、入浴などなど、動いているときのパターンを細かくチェックしてみましょう。

どうでしたでしょうか？姿勢と同様に動作のパターンも偏っていた！という人が多いかと思いますが、姿勢と動作では異なっていたという人も当然いらっしゃるかと思います。いずれにしても、姿勢も動作も時と場合に応じて正しい骨盤戦略がとれていれば問題はありません。

間違った骨盤戦略をしていたり、偏った骨盤戦略ばかりしていたりすると不調の渦に飲みこまれてしまいます。具体的な骨盤戦略についてはのちほど解説しますが、ここではまず自分の普段の骨盤パターンを確認しましょう。

⬇これで

わたしは【　　　　　　】が原因で【　　　　　　】タイプ　　の普段【　　　　　　】な人です。

すべて完成です。

普段の骨盤パターンが「姿勢」と「動作」で違う人については、「姿勢」のほうを普段の骨盤パターンとしてください。

■普段の骨盤3パターンの特徴

骨盤を立たせすぎの人（図30）

◆筋肉で支えた姿勢

背筋がピーンと伸びて胸を張って腰椎が前弯しているこの姿勢は格好がいいですが疲れます。それは、主に背筋を使って保持した姿勢だからです。筋肉をずっと使い続ける姿勢なので疲れやすいのです。しかし、パターン①ばかりおこなっている人は、背筋が強くなっていますので、疲れを感じにくくなってしまっている人もいます。よいことのように思いますが、逆に不調に陥っても気づきにくく、改善するのに時間を要することが多いのが難点です。

◆姿勢は格好よく見える

〈でも実は〉

・腰椎前弯のため太ってなくても上腹部はぽっこり⬇腹筋が弱い
・股関節屈曲傾向のためお尻は上がっているが出っ尻⬇大殿筋とハムストリングスが弱い
・股関節屈曲傾向のため足のつけ根が縮んだまま⬇腸腰筋が硬い

図30　骨盤を普段立たせすぎの人

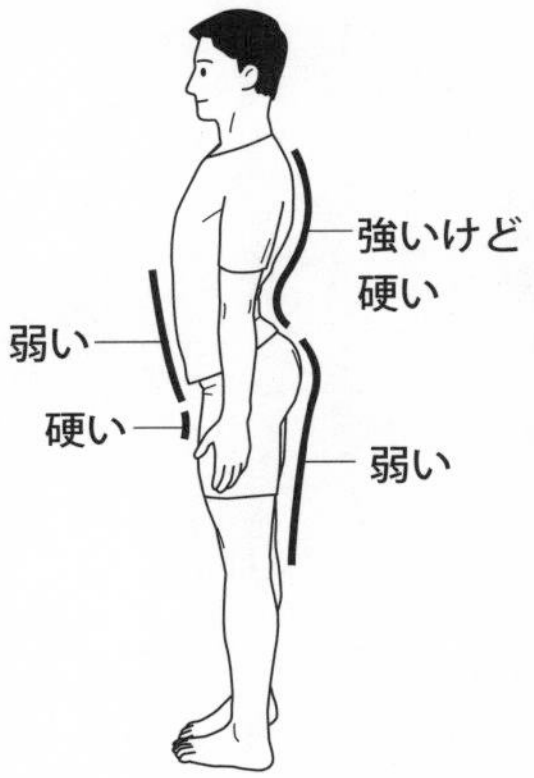

・首、背中、腰の筋肉の働かせすぎで、首・肩こり、背中や腰の痛み、疲労が生じやすい
・胸郭（胸椎、肋骨、胸骨で囲まれた外郭）が広がっていて肩甲骨が内側に寄っているため、腕が垂直のバンザイは余裕だけど、骨盤を寝かせたり、ねこ背になるのが下手⬇主に僧帽筋・菱形筋・脊柱起立筋が強いけど硬い
・常に筋肉を働かせて（力を入れて）いるため腰椎-骨盤-股関節のスムーズな動きの低下⬇ボディイメージ（とくに力を抜く方向〈同側方向〉＝腰を曲げる方向）の低下

〈よい点〉
・筋肉で支えた姿勢のため靱帯や関節による痛みが生じにくい

◆不調の渦の流れ
筋肉疲労（疼痛《とうつう》）が発端⟶ボディイメージ（スムーズな動き）の低下⟶関節可動域の低下⟶関節変形（疼痛）の流れで進行していく人が多い
※早めに筋肉の痛みから気づく人もいれば、気づかず進行して関節痛から気づく人もいる
自分がどの段階にいるか確認しましょう。

②骨盤を中途半端に立たせすぎの人（図31）
◆筋肉と靱帯の両方で支えた姿勢
骨盤を十分に立たせているわけでもなく、寝かせているわけでもない姿勢、いわゆる中途半端に骨盤を立たせた姿勢は長い時間そのままの姿勢を保持することができます。それは筋肉（主に

背筋）と靭帯の両方を使って支えている姿勢だからです。

筋肉だけだとすぐに疲れますし、靭帯だけだと関節がゆるんでしまって、どちらも痛みが生じやすい姿勢です。ですが、中途半端というのが功を奏して筋肉と靭帯の両方を使っているため、それぞれの負担が分散され持久性が向上するというしくみです。

ただ、長時間同じ姿勢を保持できるというのは仇にもなります。小さな負担が蓄積していくので不調に気づきにくいということです。気づいたときには背骨や胸郭や肩や股関節、膝など全身の筋肉や靭帯・関節の両方が硬くなってしまい、血行も悪くなり筋力を低下（筋肉に脂肪が入りこんで霜降り化）させてしまうなど、あらゆる不調を招いてしまいます。

長時間の会議や式典などなど、時と場合に応じて中途半端の姿勢は必要です。ここで問題なのは日常的にパターン②ばかりおこなっていることです。

◆姿勢は格好よくも悪くもない

〈でも実は〉

・背骨のS字カーブも骨盤ゼロポジションも中途半端⬇骨盤を立たせすぎと寝かせすぎの悪いところ両方

・腰椎前弯が少ないためお腹が全体的にぽっこ

図31　骨盤を普段中途半端に立たせすぎの人

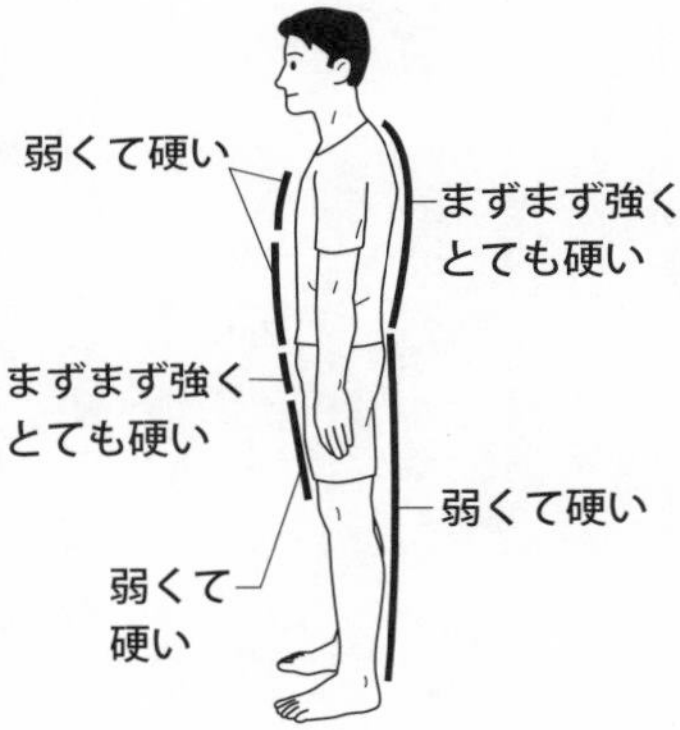

り⬇腹筋が弱くて硬い

・股関節が相対的にやや伸展傾向のため

ややお尻が垂れる⬇大殿筋とハムストリングス、下腿三頭筋が弱くて硬い

足のつけ根がやや縮んだまま⬇腸腰筋がまずまず強くとても硬い

太ももの前や横の筋肉がやや働いていない⬇大腿直筋や大腿筋膜張筋がやや弱くて硬い

・首、背中、腰の筋肉や靭帯をやや働かせすぎで、頭痛や首・肩こり、腰痛など関節の痛み、疲労が生じやすい⬇主に僧帽筋・菱形筋・脊柱起立筋がまずまず強くとても硬い

・胸郭がやや狭く肩甲骨がやや外側に広がっているため胸が貧相に見えたり、腕が垂直のバンザイは努力が必要⬇筋・大胸筋が弱くて硬い

・骨盤を立てるのも寝かせるのも、背筋をピーンと伸ばすのもねこ背になるのも、両方とも苦手⬇主に僧帽筋・菱形筋・脊柱起立筋や腹筋・大胸筋が硬い

・常に筋肉（力を入れる）と靭帯（力を入れない）の両方で支えているため腰椎-骨盤-股関節のスムーズな動きの低下⬇ボディイメージ（力を入れるのも〈対側方向〉抜くのも〈同側方向〉両方＝腰を反るのも曲げるのも両方）の低下

〈よい点〉

・筋肉と靭帯の両方で支えた姿勢のため筋肉や靭帯・関節はまずまず元気

◆不調の渦の流れ

筋肉疲労（疼痛）が発端 ⟶ ボディイメージ（スムーズな動き）の低下 ⟶ 関節可動域の低下

→関節変形（疼痛）の流れで進行していく人が多い
※早めに筋肉の痛みから気づく人もいれば、気づかず進行して関節痛から気づく人もいるが、中途半端に立たせすぎの人は関節痛まで進行してから気づく人が多い
※骨盤を「①立たせすぎ」や「③寝かせすぎ」の最終段階である関節変形まで至ったあとに、この「②中途半端に立たせすぎ」に移行している人も多い
自分がどの段階にいるか確認しましょう。

③骨盤を寝かせすぎの人（図32）

◆靭帯で支えた姿勢

骨盤を寝かせて、背骨はCカーブで首が前に出たねこ背全開！のいわゆる悪いとされる姿勢は、脱力していてとても楽な姿勢です。それは、主に靭帯を使って保持した姿勢だからです。筋肉を（ほぼ）使わない姿勢だから疲れずに楽なのです。

この姿勢が好きな方も多いのではないでしょうか。しかし、パターン③ばかりおこなっていると、とにかく全体的に筋力が低下してしまったり、靭帯が引き伸ばされて関節がゆるんでしまったりと、関節への負担は大きくなってしまい、不調を招くことになってしまいます。

◆姿勢は格好悪く見える

ただ、見た目としてはよくないので、姿勢の悪さを自覚している人が多いというのはよい点です。

〈さらに〉

図32　骨盤を普段寝かせすぎの人

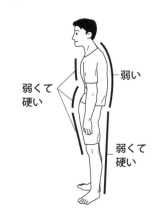

・腰椎後弯のため太ってなくても下腹部がぽっこり（お腹がたるんで）➡腹筋が弱くて硬い
・股関節が相対的に伸展傾向のためお尻が垂れる➡大殿筋とハムストリングス、下腿三頭筋が弱くて硬い
・股関節が相対的に伸展傾向のため足のつけ根や太ももの前や横の筋肉が働いていない➡腸腰筋や大腿直筋や大腿筋膜張筋が弱くて硬い
・首、背中、腰の筋肉が楽をしすぎで首から腰にかけて余計なお肉がつきやすく、骨盤を立てたり、背筋をピーンと伸ばすのが苦手で、ちょっとの労作ですぐに頭痛や首・肩こり、腰痛など関節の痛み（靭帯の負担が大きい）、疲労が生じやすい➡主に僧帽筋・菱形筋・脊柱起立筋が弱い
・胸郭が狭く肩甲骨が外側に広がっているため胸が貧相に見えたり、腕が垂直のバンザイは無理か努力が必要➡腹筋・大胸筋が弱くて硬い
・常に靭帯で支えている（力を入れていない）ため腰椎–骨盤–股関節のスムーズな動きの低下➡ボディイメージ（とくに力を入れる方向〈対側方向〉＝腰を反る方向）の低下

〈よい点〉

・靱帯で支えた姿勢のため筋肉による痛みが生じにくい

◆不調の渦の流れ

筋力低下が発端 ⟶ 靱帯や関節の負担増大（疼痛）⟶ 関節可動域の低下 ⟶ 関節変形（疼痛）の流れで進行していく人が多い

※靱帯や関節の痛みから気づく人もいれば、気づかず進行して関節変形の痛みから気づく人もいる

自分がどの段階にいるか確認しましょう。

第4章

骨盤改善プログラム

身体づくりと治療戦略

■骨盤前傾・後傾の改善が優先

繰り返しになりますが骨盤の前傾・後傾の改善が優先です。骨盤の挙上《きょじょう》／下制《かせい》・回旋《かいせん》タイプの方は見た目の問題から「挙上／下制や回旋をとにかく先に治《なお》したい！」と話されることがとても多いです。私も同じ立場なら同じように考えると思います。ですが、どうか焦《あせ》らないでください。骨盤の前傾・後傾の問題が残っている状態で、挙上／下制・回旋の治療をしても、運動直後の一次的な改善は得られるかもしれませんが、またすぐに元に戻ってしまいます。だから、基本どおり骨盤前傾・後傾を先に治療して、挙上／下制・回旋は骨盤前傾や後傾が改善したあとの次のステップとして考えてください。

それでは、このあと治療の2大方針「骨盤を自由自在に動かせる身体づくり」と「骨盤の治療戦略」の2つについて説明します。

■骨盤を自由自在に動かせる身体づくり

骨盤を自由自在に動かせる身体をつくりましょう。身体づくりに必要なのは「関節可動域」「筋力」「ボディイメージ」の3つです。

・普段使いすぎている筋肉は硬くなる（関節可動域の低下）⬇ストレッチで軟らかくする（関節可動域の改善）
・普段使っていない筋肉は力を発揮できない（筋力の低下）⬇筋トレで筋出力を上げる（筋力の改善）
・普段やっていない動き方は忘れる（ボディイメージの低下）⬇分節的な動きを繰り返して思い出す（ボディイメージの改善）

このように、各々に対するアプローチは「ストレッチ」「筋トレ」「ボディイメージ」となります。

前述の骨盤チェックによってあなたの骨盤の動きを制限している原因が何かわかったと思いますので、「関節可動域」「筋力」「ボディイメージ」それぞれの原因に対してアプローチしていきましょう。

ただ、「関節可動域」については、制限の原因が筋肉ではなく背骨や関節の変形によるものだった場合は、根治療法は手術しかありません。しかし、変形が原因だとしても、必ずと言ってよいほど筋肉も硬くなっています。つまり、現在の関節可動域の制限は、「変形」の影響だけではなく、「変形＋筋肉」両方の影響である場合が少なくありません。

そのため、「変形が原因だからもう無理だ」ではなく、骨盤チェックで挙がった同じ項目の筋肉をストレッチしていきましょう。どこまで改善するかは筋肉の影響がどれだけあるかによって変わってきますので、継続していかないとわかりません。頭打ちになるまで続けましょう。目標はいまの関節可動域よりも改善することです。

骨盤チェックでとくに問題のなかった部位に関しては、これまでの生活スタイルでよい状態を維持できているということですので、生活スタイルが変わらない限りアプローチする必要はありません（もちろん、やりたい人はやっていいです）。

そして、治療の進め方には前述のとおり優先順位があります。しかし、「私は問題のあった骨盤前傾・後傾の治療も挙上／下制・回旋の治療もすべて並行できます！」という強い意志と余裕を持ち合わせている方は、もちろん並行して運動をおこなっていただいて構いません。並行したほうが改善への近道になりますので。

ただ継続することが大事ですので、たくさんメニューがあると継続できるか心配とすこしでも思われる方は、優先順位に沿って重要な運動から順番におこなっていくようにしましょう。

＊治療の優先順位（順番）

・種類：「関節可動域」→「筋力」→「ボディイメージ」の順

・方向：「骨盤の前傾・後傾」→「骨盤の挙上／下制・回旋」の順

ということで、治療の進め方は、

▼優先順位①：骨盤の前後方向の「関節可動域」に制限がある人

まずはストレッチで、骨盤を「立てる」、「中途半端に立てる」、「寝かせる」、これら前後方向すべての動きができる身体づくりから始めましょう。

▼優先順位②：骨盤の前後方向に動かす「筋力」に問題のある人

次に筋トレで、前後方向の筋肉のバランスを整え、弱いところを強化しましょう。

▼優先順位③：骨盤の前後方向の「ボディイメージ」に問題のある人

最後に、お辞儀《じぎ》して戻る動作が腰椎《ようつい》-骨盤-股関節《こかんせつ》リズムの同側方向と対側方向の両方とも、なめらかにできるようにしましょう。

このような順番で、問題のあるものから進めていきます。

継続できることを念頭に置いて、自分でエクササイズの数は調整していきましょう。

骨盤の前傾・後傾が改善したら、同様の手順で骨盤の挙上/下制・回旋へと進めてください。

＊治療の成果をチェック

一週間に1回など、ときどき骨盤チェックで治療の成果を確認してください。

骨盤チェックで「十分」まで改善したメニューは終了にしてもいいです。ただし、ときどき骨盤チェックで確認は続けて、再び不十分になったらトレーニングを再開して維持していくようにしましょう。

■骨盤の治療戦略

どれだけ骨盤を自由に動かせる身体になったとしても、普段の骨盤の使い方が偏《かたよ》っていたり、間違っていたりしたら筋肉や靭帯《じんたい》、関節にはストレスがたまっていきます。よって、身体に加わるストレスを徹底的に排除していくことが重要です。ポイントは「ストレスをためない」そして「ストレスはすぐ流す」です。日常生活における姿勢や動作の中で、ストレスをためずにすぐ流すための、骨盤の治療戦略を身につけていきましょう。

骨盤の治療戦略には基本方針と具体的戦略があります。

「基本方針：ときどき逆の骨盤パターンをとること」

これは簡単です。日常生活における自分の骨盤パターン（いわゆるクセ）とは逆のパターンをときどきするだけです。無意識に同じパターンばかりしてしまうのを避けるだけです。姿勢を変えるだけです。それだけで不調が改善する人もいます。

たとえば、普段骨盤を「立たせすぎ」の人はときどき「寝かせる」ことです。10分「立たせすぎ」で筋肉を酷使したら5分「寝かせる」ことで靭帯を使って支えて筋肉を休ませることです。一日の中で「立たせすぎ」の割合が多ければ多い人ほど、「寝かせる」時間の割合を多くするようにしましょう。

普段骨盤を「寝かせすぎ」の人はときどき「立たせる」ことです。10分「寝かせすぎ」で靭帯を酷使したら5分「立たせる」ことで筋肉を使って支えて靭帯を休ませることです。一日の中で「寝かせすぎ」の割合が多ければ多い人ほど、「立たせる」時間の割合を多くするようにしましょう。

普段骨盤を「中途半端」の人はときどき「寝かせたり立たせたり」を交互にすることです。10分「中途半端」で筋肉と靭帯を酷使したら5分「寝かせたり立たせたり」を交互に繰り返します。

靱帯で支えて筋肉を休ませたり、筋肉で支えて靱帯を休ませたりすることです。一日の中で「中途半端」の割合が多ければ多い人ほど、「寝かせたり立たせたりする」時間の割合を多くするようにしましょう。

これだけで、ストレスをためずに、すぐ流すことができます。

まずは基本方針である〝ときどき逆の骨盤パターンをとること〟から始めてみましょう。

「具体的戦略：時と場合によって使い分けること」

これは普段の骨盤パターンに限らず、すべての人に効果的な具体的な戦略となります。それは、時と場合に応じて適切に骨盤パターンを使い分けることです。すこしだけ覚えなくてはなりませんが、難しくはありません。

戦略はたったの４つだけです。この４つだけ覚えて実践すれば、さらに効果的にストレスをためずに、すぐに流すことができます。

戦略①：動いているとき

パワーが必要なときは「骨盤を立てて安定させる」　そうでないときは「ときどき寝かせる」

スポーツなどで瞬間的に強い力を発揮しなければならないときは骨盤を立てて（骨盤ゼロポジション）、腰椎を前弯（対側方向の腰椎-骨盤-股関節リズム）で体幹を安定させます。このいわゆるパワーポジションができない人は体幹が不安定となり、パフォーマンスが低下し、二次的に他の関節に負担がまわってケガしやすくなります。

パワーが必要なときとは、スポーツのときだけではなく、歩行や家事、仕事、ショッピング、趣味活動など、日常生活の中にもたくさんあります。階段を上る瞬間、荷物を持ち上げる瞬間、立ち上がる瞬間、など細かいことを挙げたらキリがないため、簡単に確認できる方法をお伝えします。

一瞬息を止めるような動作、息を止めたほうがやりやすい動作のときが、パワーが必要なときです。そのようなときは必ず骨盤を立てておこなうようにしましょう。

それ以外のパワーが必要でない動きに関しても、基本的には骨盤を立てて安定させたほうがいいです。ですが、ずっと骨盤を立てていたら「立たせすぎ」になります。そのため、パワーが必要でない動作のときは、ときどき骨盤を寝かせることが大切です。

たとえば、歩行時に背筋ピーンとして骨盤を10分「立て」て筋肉を酷使したら、今度はねこ背で1分「寝かせ」ながら歩いて筋肉を休ませることです。

「ときどき寝かせる」タイミングは、どこかに凝《こ》りや張り、疲れをすこしでも感じたときです。つまり「立たせすぎ」を予防するためです。ただ、筋力の強さによってタイミングは異なります。骨盤を立てていられる時間は、たとえば筋力が強い人なら30分、弱い人なら1分という具合に、人によって異なります。だから、どこかに凝りや張り、疲れをすこしでも感じたら「寝かせる」と覚えてください（※後述も同様）。

戦略②：静止時で気を抜けないとき

「骨盤を立てて安定させる」＋「ときどき寝かせる」

仕事や学校、人前などで背筋をピーンと伸ばしていないといけない状況のときは骨盤を立てて（骨盤ゼロポジション）で体幹を安定させます。筋肉で支えた格好のいい姿勢です。見た目の印象がよくなるだけでなく、コルセット筋や背筋の筋トレをしていることになりますので一石二鳥です。

仕事などをしながら筋トレができて「ラッキー！」と思いながら骨盤を立てるようにしましょう。しかし、ずっと骨盤を立てていたら「立たせすぎ」になります。そのため、タイミングを見計らって、ときどき骨盤を寝かせることが大切です。

たとえば、接客中や会議中に背筋ピーンとして骨盤を10分「立て」て筋肉を酷使したら、今度は骨盤を1分「寝かせ」て筋肉を休ませることです。もし気を抜くタイミングがないときは、書類を取るふりをしたり、靴ひもを直すふりをしたりして、屈《かが》むことで筋肉を休ませることができます。

「ときどき寝かせる」タイミングは、前述（戦略①）と同様。

戦略③：静止時で気を抜けるとき

「骨盤を寝かせて休ませる」＋「ときどき立てる」

ひとりでいるときや家にいるとき、家族や気の知れた友人といるときなど、ダランと楽な姿勢でいられるときは骨盤を寝かせて筋肉を休ませます。靱帯で支えた格好の悪い姿勢になりますが、緊張する必要がないときは徹底的にだらしない格好をしましょう。

しかし、ずっと骨盤を寝かせていたら「寝かせすぎ」になります。そのため、ときどき骨盤を立てることが大切です。たとえば、骨盤を10分「寝かせ」て靱帯を酷使したら、今度は骨盤を1分「立て」て靱帯を休ませることです。家でソファに寄りかかりながら（骨盤を寝かせて）本を読んだり、テレビを見たり、スマートフォンでSNSをしていたら、CMの間だけ背筋をピーンと伸ばす（骨盤を立てる）など、ときどき筋肉を使った姿勢をして靱帯を休ませましょう。

「ときどき立てる」タイミングは、どこかに凝りや張り、疲れや痛みをすこしでも感じたときは必須です。ですが、本当はそれではすこし遅いです。なぜならば筋肉と異なり靱帯は損傷すると回復に時間がかかるからです。そのため、骨盤を寝かせた主に靱帯で支えた姿勢のときに、これらの症状が出現することはいいとは言えず、できれば避けたいです。

つまり、骨盤を寝かせた姿勢での本当のタイミングは、どこかに凝りや張り、疲れや痛みを感じる手前です。繰り返しになりますが、症状を感じてからでは遅いです。では実際どのようにタイミングを計るかというと、たとえば骨盤を寝かせた姿勢で30分いたら、何らかの症状が出現する人であれば、25分ごとに骨盤を立てることです。

当然、人によって時間は異なりますので、もしタイミングを計るのが面倒だという人は、5分に1回1分立てるようにしましょう。これによって「寝かせすぎ」を予防することができます。

戦略④：持久戦のとき

「骨盤を中途半端にさせる」＋「ときどき寝かせる⇕立てるを交互に」

仕事でも学校でも余暇でも、長時間座りっぱなし、立ちっぱなしでいなければならない状況があると思います。そのような持久戦が求められるときには骨盤を中途半端（上前腸骨棘《じょうぜんちょうこつきょく》が恥骨《ちこつ》と垂直線上から1～2横指後ろの間）にして筋肉と靱帯の両方を使った姿勢で対処しましょう。

長時間でも筋肉と靱帯に過度な負担をかけることなく、そこそこ見た目の印象もよく、そこそこ背筋の筋トレにもなりますのでお得です。しかし、持久戦に向いているからといって、ずっと骨盤を中途半端にしていたら「中途半端に立たせすぎ」になります。そのため、ときどき骨盤を寝かせたり、立てたりすることが大切です。

たとえば、骨盤を30分「中途半端」にして筋肉と靱帯の両方を酷使したら、今度は骨盤を1分「寝かせる」⇕「立てる」を交互に繰り返して、「筋肉」⇕「靱帯」を交互に両方とも休ませることです。

また、もし戦略②の気を抜けない状況のときに、「ときどき寝かせる」タイミングすらなく、長時間「立て」た姿勢を保持しなければならないときは、この「中途半端」を使うようにしましょう。骨盤を「立て」──→「中途半端」にゆっくり変化させれば誰にも気づかれずに戦略④へ移行できます。

「ときどき寝かせる⇕立てる」タイミングは、前述（戦略①）と同様。

これで「治療の方針」の話は終わりです。いよいよ、エクササイズです！

骨盤改善ストレッチ

■エクササイズを始める前に

いま本書をお読みいただいている方の中に、痛みはないけど骨盤が歪《ゆが》んでいると言われた人、すでにどこかに痛みを抱えている人、さまざまな人がいらっしゃると思います。痛みがある人の中でも、骨や関節の変形を指摘された方、強い痛みで生活に支障をきたしている方、ときどき軽い痛みが出る方、とさまざまだと思います。

運動が原因で悪化させてしまっては本末転倒ですので、運動はより安全におこなうことが大切です。本書ではストレッチ、筋トレの順でエクササイズを紹介します。その前に、痛みがある方には、より安全に運動をおこなうための注意点を先にお伝えしておきます。

＊エクササイズの注意点

・はじめて実施するエクササイズは、必ず1回施行後に痛みがないかなどの症状を確認し、問題がなければ規定の秒数、回数へと移行してください。
・痛みが生じない範囲で必ずおこなってください。
・上肢《じょうし》や下肢《かし》に関連痛が出現する場合は、頚椎症性脊髄症《けいついしょうせいせきずいしょう》や腰部脊柱管狭窄症《ようぶせきちゅうかんきょうさくしょう》などの整形外科疾患の可能性もありますので、医師に確認のもとおこなってください。

・手術の既往、背骨や関節に変形がある方は医師に確認のもとおこなってください。

・栄養不足（体重減少傾向）の状態で運動したり、栄養摂取量以上の運動をしたりすることは逆に筋肉を壊してしまうので運動量を調整するか休止してください。

・呼吸は止めずにおこなってください。

■骨盤タイプ別ストレッチのすすめ

骨盤を自由自在に動かせる身体づくりにおいて優先順位①のストレッチです。

「関節可動域」に制限がある人は、まずは硬くなっている筋肉から改善していきましょう。

原因ごとに、硬くなっている筋肉とそれを改善できるストレッチ方法を番号で記載していますので、取り組んでいきましょう。

▼骨盤「前傾」の可動域が不十分な人

・原因①股関節屈曲《くっきょく》が硬い→【大殿筋《だいでんきん》、深層外旋六筋《しんそうがいせんろっきん》】→**ストレッチ①**

②足の後ろの筋肉が硬い→【ハムストリングス、下腿三頭筋《かたいさんとうきん》】→**ストレッチ②**

③腰椎（背骨）伸展《しんてん》が硬い→【腹筋群《ふっきんぐん》、肋間筋《ろっかんきん》、大胸筋《だいきょうきん》、小胸筋《しょうきょうきん》、前鋸筋《ぜんきょきん》】→**ストレッチ③・④**

▼骨盤「後傾」の可動域が不十分な人

・原因④股関節伸展が硬い→【腸腰筋《ちょうようきん》、縫工筋《ほうこうきん》、大腿筋膜張筋《だいたいきんまくちょうきん》】→ストレッチ⑤・⑥・⑦
⑤太ももの前の筋肉が硬い→【大腿直筋《だいたいちょっきん》】→ストレッチ⑧
⑥腰椎（背骨）屈曲が硬い→【脊柱起立筋《せきちゅうきりつきん》、多裂筋《たれつきん》、僧帽筋《そうぼうきん》、菱形筋《りょうけいきん》】→ストレッチ
⑨・⑩・⑪

▼骨盤「挙上／下制」の可動域が不十分な人

・原因①股関節外転《がいてん》が硬い→【内転筋群《ないてんきんぐん》】→ストレッチ⑫
②股関節内転が硬い→【中殿筋、小殿筋、大腿筋膜張筋】→ストレッチ④・⑦
③腰椎（背骨）側屈が硬い→【脊柱起立筋、広背筋《こうはいきん》、腹斜筋《ふくしゃきん》、腰方形筋《ようほうけいきん》、肋間筋、大胸筋】→ストレッチ④・⑨・⑩B・⑭

▼骨盤「回旋」の可動域が不十分な人

・原因①股関節が伸びた状態で外旋《がいせん》が硬い→【大腿筋膜張筋、中殿筋】→ストレッチ④・⑦
②股関節が伸びた状態で内旋《ないせん》が硬い→【深層外旋六筋、小殿筋】→ストレッチ④・①
③股関節が曲がった状態で外旋が硬い→【中殿筋、小殿筋、（大殿筋）】→ストレッチ
①・④
④股関節が曲がった状態で内旋が硬い→【深層外旋六筋】→ストレッチ①
⑤腰椎（背骨）回旋が硬い→【脊柱起立筋、広背筋、腹斜筋、肋間筋、大胸筋、大殿筋、大腿筋膜張筋】→ストレッチ①・④・⑦・⑨・⑩B・⑬

■ストレッチのポイント

科学的根拠に基づいた安全で効果的で、簡単に柔軟性を改善できるポイントをお伝えします。

・頻度：「週3回以上」
・時間：「最初は10秒から開始して段階的に30秒まで増やしていく」
・タイミング：「運動前」なら「30秒を2回まで」、「夜のお風呂上がり〜寝る前」なら「30秒を5回まで」
・注意点：「深呼吸しながら」「反動はつけない」「とにかく脱力する」
・負荷：「すこし痛いまで」

（理屈についてご興味のある方は拙著『姿勢の本』『背骨の医学』をご参照ください）

※体格や硬さの影響で記載した方法が難しい場合は、タオルを使ったり、洋服を引っぱったりなど道具を使って足を手繰《たぐ》り寄せたり、誰かに手伝ってもらったりしてもいいです。完全でなくても筋肉が伸びている感覚があれば大丈夫ですので、できる範囲から進めていきましょう。

■ストレッチ①〜⑬

ストレッチ①　【大殿筋、深層外旋六筋】（図33）

右足の場合で説明します。

①仰向けに寝て、両膝《ひざ》を立てて、右足が上になるように足を組みます。右膝の裏が左太ももに乗るように。

②右手で左膝を抱え、左手は右足の甲を持ち、右膝が左肩に近づくように両手で引きこみます。
③お尻の筋肉が伸びているところで10秒キープして戻ります。
これを左右交互に2回ずつおこないます。

ストレッチ②　【ハムストリングス、下腿三頭筋】（図33）

右足の場合で説明します。
①仰向けに寝て、タオルを細長く持って、右足のかかとに引っかけます。
②右膝をまっすぐに伸ばし、腕の力で足を引き上げます。
③太ももの裏やふくらはぎが伸びているところまで持ち上げてストップ。
④つま先を上げ下げ（つま先を上げたとき足趾《そくし》はパー、つま先を下げたとき足趾はグー）を10回繰り返します。
これを左右交互に2回ずつおこないます。

ストレッチ③　【腹筋群、肋間筋】（図33）

右側を伸ばす場合で説明します。
①手と膝をついて四《よ》つん這《ば》いになります。
②手のほうに重心を持っていき、お腹が床につくように垂らして、腕はピンと伸ばしたまま手の位置は肩の真下に。

図33　ストレッチ①②③④

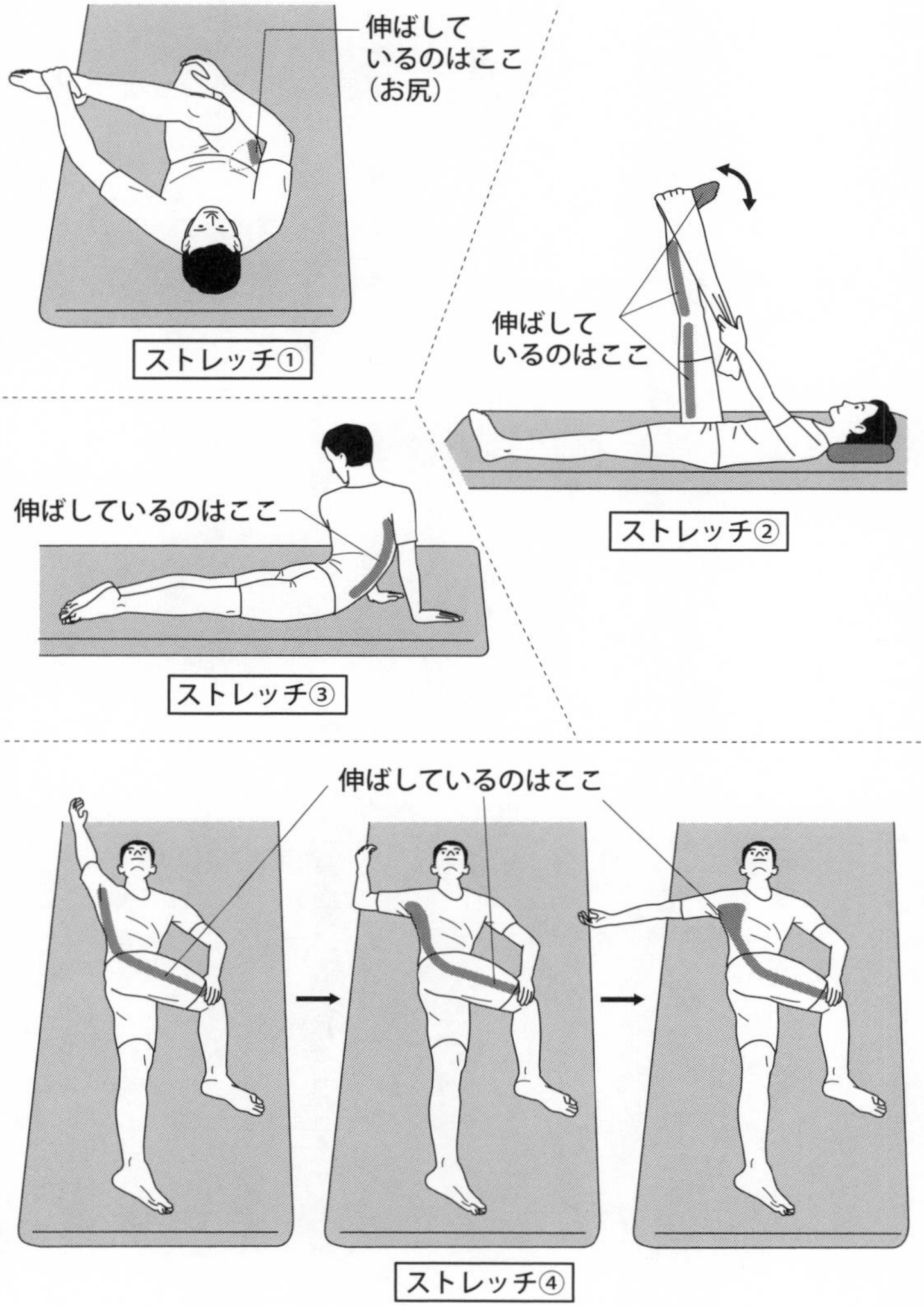

③腹部が伸びているところでキープします。
④左後ろを振り返るように身体をひねります。このとき、右骨盤を床に押しつけて、右足のつま先を見るようにします。
⑤右腹部が伸びているところで10秒キープして戻ります。
これを左右交互に2回ずつおこないます。

ストレッチ④【腹筋群、肋間筋、大胸筋、小胸筋、前鋸筋、広背筋、中殿筋、小殿筋】（図33）
右側を伸ばす場合で説明します。
①仰向けに寝て、右膝を立てて、下半身を左にひねります。
②左手は右膝の上に添え、その重みだけで膝を床へ近づけていきます。
③右腕はバンザイをして、その重みだけで右の肩甲骨を床へ近づけていきます。
④右胸部が伸びているところで10秒キープします。次に反対側をおこないます。
～バンザイしている手の格好を変えます～
⑤真横に下ろして、肘《ひじ》は90度に曲げたまま、④と同様に10秒キープして、反対側もおこないます。
⑥真横に下ろして、肘はピンと伸ばしたまま、④と同様に10秒キープして、反対側もおこないます。
※難しい人はストレッチの強度を下げた方法からチャレンジ
仰向けに寝てバンザイをします。肘は伸ばしたまま手が床につきますか？

①つかない人は、バンザイをして胸部が伸びているところで10秒キープして戻します。これを2回繰り返してください。

②つく人（つくようになった人）は、バスタオルをロール状に丸めて肩甲骨《けんこうこつ》の下に入れて、同じようにバンザイをして胸部が伸びているところで10秒キープして戻すを2回繰り返してください。

※バスタオルの厚みで胸部の伸ばし具合は調整してください。できるようになったら、ストレッチ④をトライしましょう。

ストレッチ⑤【腸腰筋】（図34）

右側を伸ばす場合で説明します。

①ベッドなどに仰向けに寝て、ベッドの右端、または、太もものつけ根が下端になるくらいに寄ります（環境に応じて選択してください）。

②左膝を両手で抱えてお腹のほうへ引きこみます。

③右足を太もものつけ根からベッドの下に垂たらします。

④右太ももの前のつけ根が伸びているところで10秒キープして戻ります。

これを左右交互に2回ずつおこないます。

ストレッチ⑥【縫工筋】（図34）

右側を伸ばす場合で説明します。

図34　ストレッチ⑤⑥⑦⑧⑨

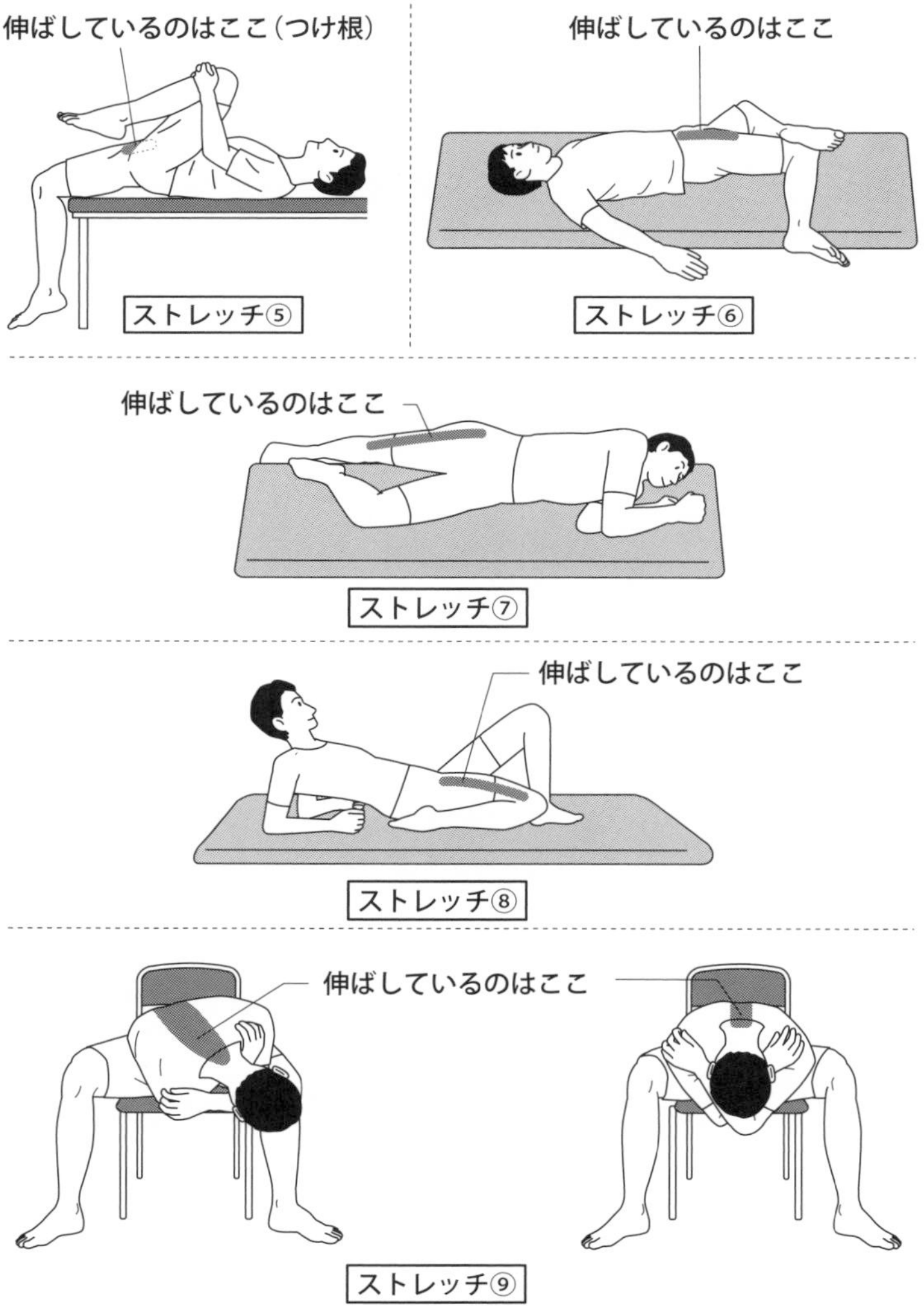

①仰向けに寝て、右膝を軽く曲げて身体の外に置きます。
②右膝を内側に倒し、右膝の上に左足を乗せます。※右太ももは上半身と同じライン上
③左足で右膝を床へ近づけます。
④右太ももつけ根の前から膝の内側にかけて伸びているところで10秒キープして戻ります。
これを左右交互に2回ずつおこないます。

ストレッチ⑦　【大腿筋膜張筋】（図34）

右側を伸ばす場合で説明します。
①ベッドなどに左側を下にして横向きに寝て、背中が端にくるように寄ります。
②左膝は曲げて、右足は膝を伸ばしたままベッドから下に垂らします。
③お尻の横から太ももの横が伸びているところで10秒キープして戻ります。
これを左右交互に2回ずつおこないます。

ストレッチ⑧　【大腿直筋】（図34）

右側を伸ばす場合で説明します。
①床に座り、左膝は立てて、右膝は正座の状態になります。
②上半身を後ろに倒していき、両肘を床について支えます。
③さらに上半身を倒せる人は、背中を床につけて寝ます。

④太ももの前が伸びているところで10秒キープして戻ります。
これを左右交互に2回ずつおこないます。

ストレッチ⑨【脊柱起立筋、多裂筋】（図34）
①できれば反対側の肩甲骨をつかむように腕を組んで、椅子に浅く座り、股を広げます。
②股下を覗《のぞ》きこむようにお辞儀をします。
③腰から背中が伸びているところで10秒キープして戻ります。
④続いて斜めにお辞儀をします。左膝の内側に顔をつけるように左斜めに曲げていき、③と同様に10秒キープしたら、右側もおこないます。

ストレッチ⑩【僧帽筋、広背筋】（図35）
右側を伸ばす場合で説明します。
A：**僧帽筋上部**
①椅子座位で背筋を伸ばし、右手で座面の端を握り、左手は頭の上に置きます。
②左手で頭をゆっくりと左に傾けます。
③右の首から肩が伸びているところで10秒キープして戻ります。
④これを左右交互に2回ずつおこないます。
B：**僧帽筋中部・下部、広背筋**

①ドア枠や縦手すりなど頑丈でつかまれるところの右側に立ちます。
②右手を前でクロスさせて、なるべく上のほうにつかまります。
③右足は後ろにクロスします。
④ドア枠などをつかんだまま、ぶら下がるようなかたちで身体を右側に倒します。
⑤右の肩甲骨から背中が伸びているところで10秒キープして戻ります。
これを左右交互に2回ずつおこないます。

ストレッチ⑪【菱形筋】（図35）
右側を伸ばす場合で説明します。
①座位か立位で背筋を伸ばし、右腕を胸の前でクロスして、左肘を曲げて右腕を引っかけます。
②右肘を左肩につけるように左手で引き寄せます。
③肩甲骨の内側が伸びているところで10秒キープして戻ります。
これを左右交互に2回ずつおこないます。

ストレッチ⑫【内転筋群】（図35）
A：薄筋メイン（骨盤から膝下の内側まで伸びる筋肉）
①仰向けに寝て、坐骨《ざこつ》が壁に当たるようにお尻を壁に近づけます。
②両足は膝を伸ばして壁につけます（壁を床に見立てると、足を伸ばして座っているような姿勢）。

図35 ストレッチ⑩⑪⑫⑬

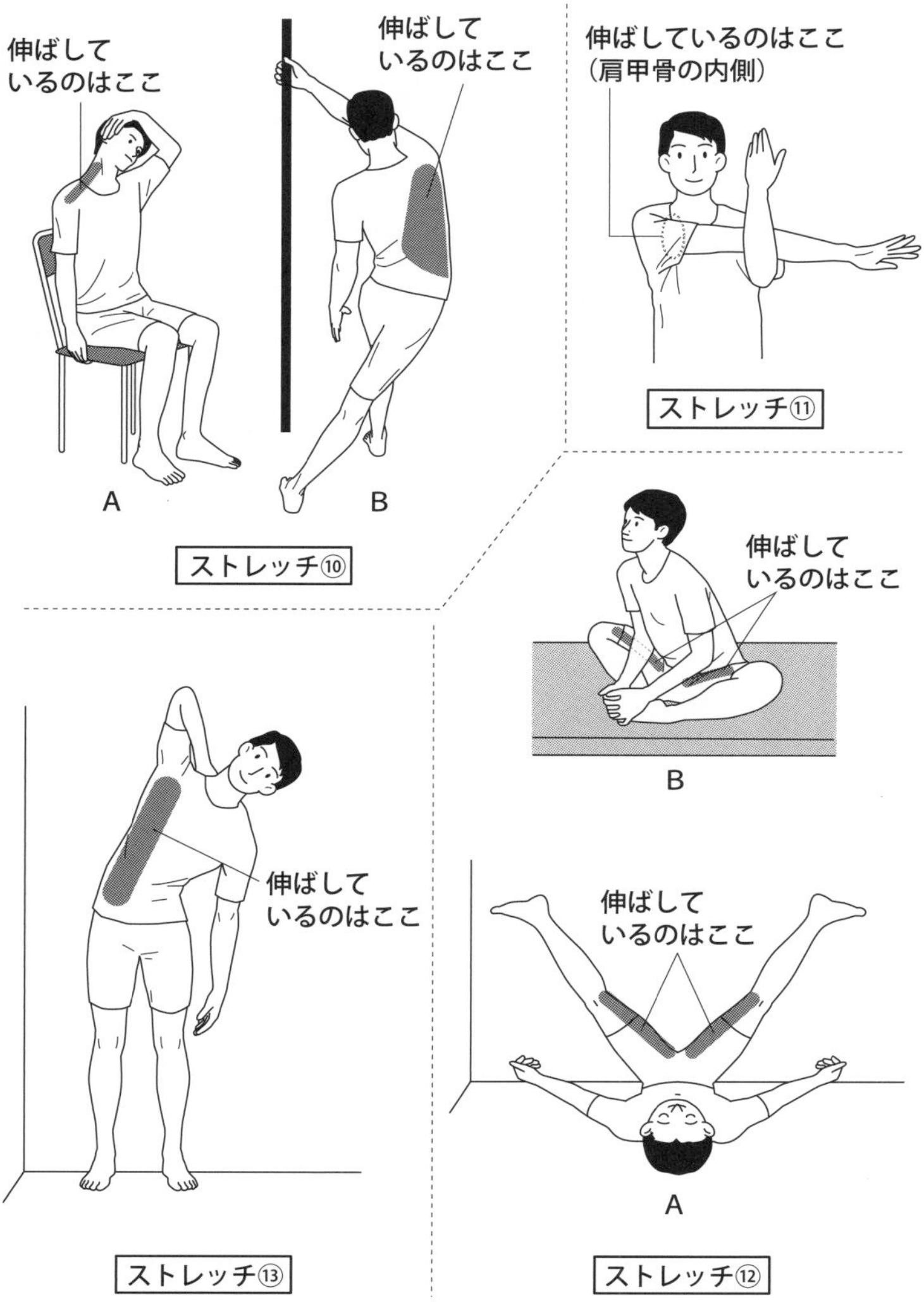

③足の重さを利用してゆっくり開脚します。
④内ももから膝の内側が伸びているところで10秒キープして戻ります。
これを2回おこないます。
B：薄筋以外メイン（**骨盤から膝上の内側まで伸びる筋肉**）
①床に座って、左右の足の裏を合わせ、足のつま先をつかみます。
②上半身を前に傾けてください（肘で足を押して股を広げようとしてもいいです）
③内ももが伸びているところで10秒キープして戻ります。
これを2回おこないます。

ストレッチ⑬【腹斜筋、腰方形筋、肋間筋】（図35）
右側を伸ばす場合で説明します。
①壁にかかと、お尻、肩甲骨、後頭部をつけて立ちます。
②右手の中指の先端で首の後ろの根本にある第7頸椎《けいつい》の突起部分をさわります。
（第7頸椎の突起部分の簡単な探し方：顔を最大に下に向けたときに最も後方に突出した硬い骨の部分）
③壁に背をつけたまま第7頸椎をさわった右腕も壁にぴったりとつけたまま上半身を左へ倒します。
④右の脇から横腹が伸びているところで10秒キープして戻ります。
これを左右交互に2回ずつおこないます。

骨盤改善筋トレ

■筋トレを始める前に

「関節可動域」・「筋力」・「ボディイメージ」の中でいちばん大変な運動はどれでしょうか？　運動を始めるのにいちばん腰が重い運動です。おそらく多くの方が「筋力」つまり「筋トレ」ではないでしょうか。

人間は疲れることはしたくありません。よいことだと頭ではわかっていても、ダラダラするほうを選択してしまいます。進化の過程から、エネルギーを貯めておくことを優先するように遺伝子が「ダラダラしろ〜」と呼びかけるという進化学の話もあります（ご興味のある方は拙著『背骨の医学』を）。そのため、筋トレだけに関しては、すこしでもモチベーションをあげるために、より効果的で効率的な方法について先にお伝えしておきます。

＊トレーニングと骨盤の傾き（ＯＫＣとＣＫＣ）の関係

先にも述べましたが、腰椎の動きは骨盤を介して股関節に伝達されたり、逆に股関節の動きは骨盤を介して腰椎に伝達されたりと、骨盤は運動連鎖の中心部分を担っています。そのため、この運動連鎖と骨盤は切っても切れない関係となります。それ故、この運動連鎖という視点から筋トレを考えることで効果的なトレーニングにつなげることができます。まずはどのような考え方かを説明します。

トレーニングは大きく2種類に分けることができます。専門的な言い方では、開放運動連鎖（ＯＫＣ：open kinetic chain）トレーニングと閉鎖運動連鎖（ＣＫＣ：closed kinetic chain）トレーニングです。ただ、早速で恐縮ですが、名称が硬くて覚えにくいので平易なものに言い換えたいと思います。

開放運動連鎖トレーニングは「単関節トレーニング」、閉鎖運動連鎖トレーニングは「多関節トレーニング」とします。このほうがイメージしやすく、覚えやすいかと思います。

それぞれの簡単な定義は、「単関節トレーニング」は身体の末端部分（手や足）が固定されていないもの、「多関節トレーニング」は身体の末端部分（手や足）が固定されているものとなります。

たとえば、「単関節トレーニング」はジムマシンやダンベルを使うような1つの関節だけ（単関節）を動かして鍛える方法で、「多関節トレーニング」は地面に手や足が着いた腕立てやスクワットのような多くの関節（多関節）を同時に動かして鍛える方法となります。

まずは「単関節トレーニング」について説明します。

1つの関節だけを動かすので、基本的に1つの筋肉を鍛える方法です。そのため、鍛えたい筋肉をピンポイントで鍛えることができるという利点があります。ただ、筋肉を何個も鍛えようとしたら時間がかかってしまうのが難点です。主にスポーツで使われる身体の表層に多くある瞬発系の筋肉を鍛えることができるのが特徴です。

1つの筋肉を鍛える方法になりますが、骨盤も連動させながらおこなったほうがいい運動となります。どういうことかというと、一般的には目的とする部位だけを鍛えるために、ほかの部位は動かさないように固定しなければならないとされています。トレーニングの指導を受けたことがある人は、聞いたことがあるかと思います。

たとえば、レッグエクステンションといって膝を伸ばす筋トレマシンをイメージしてください。これは太ももの前にある大腿四頭筋を鍛えるマシンになります。このとき骨盤は動かさないで膝だけをしっかり伸ばすことが大切です。というのが一般的な指導内容です。ですが、本当に身体能力を最大限に生かして、パフォーマンスを高めようとするのであれば正しくないというか、もったいないやり方となります。

パフォーマンスを高めるためには、骨盤も連動させて運動連鎖を利用するほうがいいのです。つまり、膝を伸ばしていくときに一緒に骨盤も後傾させながら鍛える方法がより効果的となります。簡単に言うと、膝を伸ばすときにお尻を浮かせるやり方です。

この動きで連想しやすいのはボールを蹴る動きかと思いますのでサッカーで説明します。ボールを蹴るときは膝を伸ばして蹴りますが、そのときに骨盤を動かさないで足だけ使って蹴ったら強いシュートは打てません。足だけでなく骨盤も後傾させながら蹴ることで強いシュートを打つことができます（もちろんその前に後ろに足を振り上げたときには骨盤を前傾させながら）。

見た目は筋肉ムキムキで大きい選手のほうが、強く蹴れたり、速いボールが投げられたりできそうに思いますが、実際はそういう選手だけではないと思います。細く見えたり、大きくない選手でも、強いシュートが打てたり、剛速球を投げる選手もいます。それは全身を上手に使って大きなパワーを生み出せる選手と表現されることがありますが、私からすると骨盤を連動させて運動連鎖を上手に使うことができる選手といえます。

ただ、勘違いしてほしくないのですが、スポーツをしている方々に限った話ではありません。わかりやすくするためにスポーツの例を出しただけです。日常生活の中にも骨盤を連動させていないとパフォーマンスに影響することはたくさんあります。たとえば、湯舟をまたぐとき、靴下をはくとき、これらは足を上げる動作ですから日々の単関節トレーニングにあたります。

このとき骨盤が連動せずに足だけ上げておこなおうとすると大変です。試しに骨盤をゼロポジションに固定したまま靴下をはく真似をしてみてください。すぐに大変なことがご理解いただけると思います。

もし、そのような動作を続けていたら股関節の負担が蓄積していき、いずれ痛みが生じるようになります。足上げと骨盤後傾が連動していれば、股関節の負担は小さくなるため不調が起こりにくくなります。

よって、**単関節トレーニングは骨盤を連動させておこなうことでパフォーマンス向上につながります。単関節トレーニングは骨盤連動が重要**と覚えてください。ただ、骨盤を連動させた状態でしか股関節や腰椎を動かすことができない人はいいとは言えません。むしろ、これは悪い状態で、股関節や腰椎の機能そのものに既に問題が起こっていると考えられるからです。その場合は股関節や腰椎の機能改善が先に必要です。

要は、単関節トレーニングは、骨盤を固定した状態で、股関節や腰椎だけを自由に動かせることが前提条件としてあって、その上で骨盤を連動させた動きもできるという、この両方ができてはじめてパフォーマンスが向上できるということです。

次に、「多関節トレーニング」について説明します。

多くの関節を動かして鍛える方法なので、一度にたくさんの筋肉を鍛えることができます。そのため、筋肉をいろいろ鍛えたい！と思ったときでも時間が短くてすむのが利点です。ただ、ピンポイントでこの筋肉を鍛えたい！と思ってもできないのが難点です。主に日常生活で使われる深層に多くある持久力系の筋肉を鍛えることができるのが特徴です。

たくさんの筋肉を鍛える方法になりますが、骨盤は連動させないで固定させたほうがよい運動となります。どういうことかというと、たとえばスクワットや腕立てです。スクワットは椅子から立ったり座ったりする動きと同じです。

階段の上り下りも片足のスクワットを左右交互にしているのと同じです。腕立てはうつ伏せで寝ているところから上半身を起こそうとする動きと同じです。テーブルに手をついて押しながら立つときも、物の移動や台車の運搬のときに手で押すような動きも同じです。

つまり、**多関節トレーニングは日常生活の中に多くある動きであって、しかも強い力が求められる動作**となります。そこで必要になってくるのが骨盤の固定なのです。

ではどのように骨盤を固定したらいいかというと「骨盤ゼロポジションでの固定」です。背骨がキレイなS字カーブを描いていて骨盤がゼロポジションの状態です。この多関節トレーニングにおいては、股関節の位置はフリーです。関係ありません。「骨盤ゼロポジションでの固定」というのは、この背骨と骨盤の位置関係を固定した状態のことを指します。

具体的にはスクワットで説明します。どういうスクワット姿勢だと強い力を発揮できるかというと、重量挙げの選手がバーベルを持ち上げる直前のスクワット姿勢をイメージしてください。膝を曲げ、腰を落とし、お尻を後ろに突きだして、背筋を伸ばして背骨がS字カーブを描いた姿勢です。いわゆるパワーポジションです。股関節は曲がっていて上半身は前傾していますが、背骨のS字カーブと骨盤ゼロポジションの位置関係は固定されたままです。

背骨がS字で骨盤ゼロポジションの姿勢は、背骨の関節や靭帯、椎間板《ついかんばん》にかかる負担は少なく、多くの筋肉を同時に収縮させることができる姿勢です。背骨がS字の状態は複数ある腹筋や背筋を同時に、骨盤ゼロポジションでお尻を突きだしたスクワットは多くの足の筋肉（大殿筋、内転筋、大腿四頭筋、ハムストリングス、下腿三頭筋など）を同時に、力を発揮させることができます。そのため、物を持ち上げたり、運動をするときにケガするリスクが低くなりますし、もっとも力を発揮しやすい姿勢となります。

しかし、骨盤が後傾した状態だと、背骨は丸まり、お尻が突きでないで膝が前に出たスクワットとなります。すると、腹筋はゆるみ、背筋は伸びてしまい力が発揮できずに、背骨の関節や靭帯、椎間板の局部に負担がかかります。足でも、太もも前にある大腿四頭筋以外の筋肉は力が発揮できなくなり、大腿四頭筋や膝関節に負荷が集中してしまいます。

骨盤が前傾した状態に関しては、骨盤ゼロポジションとほぼ同程度の力を発揮することはできますが、同じではなくやや劣りますし、関節や靭帯への局部への負担はすこし多くなりますのでいいとは言えません。

骨盤後傾や骨盤前傾の状態で日常生活における日々の多関節トレーニングつまり立ち座りや荷物を持つ、階段昇降、寝て起きるなどなど、強い力が求められる動作にもかかわらず、その力を発揮できない状態が続くと、いずれは関節や靭帯への負担が蓄積していき痛みや変形につながってしまいます。だから、不調に至る前に骨盤ゼロポジションで固定した状態で多関節トレーニングをおこなえるようにすることが大切です。

要は、**多関節トレーニングは骨盤を固定させておこなうことでパフォーマンス向上につながります**。多関節トレーニングは「骨盤ゼロポジションで固定」が重要と覚えてください。

この2種類のトレーニングは、骨盤の傾きや動き次第で効果が上がったり下がったりします。どうせ大変な筋トレをがんばるのであれば、より効果的なほうがいいに決まっていますから、ぜひ覚えていただき骨盤の固定と連動を意識しながら、筋トレをしていくようにしましょう。

◆単関節トレーニングは先に「骨盤固定」できたら「骨盤連動」させておこなう
◆多関節トレーニングは「骨盤ゼロポジションで固定」させておこなう

ただ、本書を読んでいただいている方々の多くがアスリートではないと思いますので、日々の生活動作におけるパフォーマンス向上を主体にした内容にしたいと思います。そこで、「筋トレ」の項では、とにかく弱い部分の筋力を向上することに主眼を置き、「ボディイメージ」の項で、骨盤の固定と連動に関するトレーニング方法を解説していきます。

アスリートの方は、詳細は割愛しますが、筋力は十分にあると思いますので、後述の「ボディイメージ」トレーニングで骨盤の固定と連動を自由自在にコントロールできるようになってください。その上で、「筋トレ」の種目（単関節トレーニング・多関節トレーニング）に応じて骨盤を意識しながら鍛えていただくと、さらなるパフォーマンスの向上が得られるはずです。

■骨盤タイプ別筋トレのすすめ

骨盤を自由自在に動かせる身体づくりにおいて優先順位②の筋トレです。

「筋力」に問題のある人は、まずは弱くなっている筋肉から鍛えていきましょう。

骨盤傾斜タイプごとに、弱くなりやすい部位と筋肉、それを改善できる筋トレ方法を番号で記載していますので、取り組んでいきましょう。

▼骨盤「前傾」タイプの人

弱くなりやすい筋肉

「足の後ろ」──→【大殿筋・深層外旋六筋・ハムストリングス・下腿三頭筋】──→**筋トレ①・②・③・④**

「体幹の前」──→【腹筋群・肋間筋・大胸筋・小胸筋・前鋸筋】──→**筋トレ⑤・⑥**

▼骨盤「後傾」タイプ

弱くなりやすい筋肉

「足の前」→【腸腰筋・大腿直筋・縫工筋・大腿筋膜張筋】→**筋トレ②・⑦・⑧・⑨**

「体幹の後ろ」→【脊柱起立筋・僧帽筋・菱形筋】→**筋トレ⑩**

▼骨盤「挙上/下制」タイプ

弱くなりやすい筋肉（骨盤右挙上〈左下制〉の場合）

「右足の外」→【右足の中殿筋・小殿筋・大腿筋膜張筋】→**筋トレ⑪**

「左足の内」→【左足の内転筋群】→**筋トレ⑫**

「体幹の左」→【左の脊柱起立筋・広背筋・腹斜筋・腰方形筋・肋間筋・大胸筋】→**筋トレ⑥・⑨・⑩・⑪・⑬**

※骨盤左挙上（右下制）の人は左右を入れ替えてください。

▼骨盤「回旋」タイプ

弱くなりやすい筋肉（骨盤右回旋〈骨盤の左側が前・右側が後ろ〉の場合）

「体幹の右」→【内腹斜筋・脊柱起立筋・広背筋・肋間筋・腰方形筋】→**筋トレ⑤・⑨・⑩・⑪・⑬**

「体幹の左」→【外腹斜筋・大胸筋】→**筋トレ⑤・⑥**

「右足」→【腸腰筋・大殿筋・深層外旋六筋・大腿二頭筋】→**筋トレ①・②・③・⑦**

「左足」→【大腿筋膜張筋・半腱様筋・半膜様筋】→**筋トレ③・⑨・⑪**

「両足」──→【中殿筋・小殿筋】──→筋トレ⑨・⑪

※骨盤左回旋（骨盤の右側が前・左側が後ろ）の人は左右を入れ替えてください。

■筋トレのポイント

＊筋トレ効果を最大にするポイント

筋肥大効果は総負荷量に比例するという科学的根拠があります。つまり、筋トレはやればやるだけ効果が得られるということです。そこで筋トレ効果を最大にするために重要なポイントは、筋肉が「疲労するまで繰り返す」ということです。

ご自身の状況に合わせて、筋トレの動きをゆっくりにしたり、回数やセット数を増やしたりして総負荷量を上げれば、その分だけ筋肉は肥大してくれます。だから、「何回、何セットがいい」ではありません。「筋疲労するまでの回数」で「関節を傷めない範囲でのセット数を繰り返す」ことが安全に筋トレ効果を最大にするポイントです。

※左右片側ずつ鍛える筋トレの場合は、交互ではなく、片側だけ筋肉が疲労するまでおこなったあとに、反対側を鍛えるようにしましょう。それを可能な範囲でセット数を繰り返しましょう。

※ただし、いちばん大事なことは継続ですから、とくに普段運動をされていない方は、最初から筋肉が疲労困憊するまで追いこむと心理的ストレスが大きくなって三日坊主で終わってしまうリスクが上がってしまいます。

そのため、「すこしでも疲労を感じたら終わり」もしくは「無理のない範囲で5～10回を1

セットだけおこなう」ところから始めていきましょう。

＊筋力に左右差がある場合

▼左右同時に鍛える筋トレ①・②・⑥・⑫・⑬は鍛えたい側に重心を寄せておこなうことで、鍛えたい側を中心に鍛えることができます。

筋トレ⑩は鍛えたい側の反対に重心を寄せておこなうことで、鍛えたい側を中心に鍛えることができます。

筋力に左右差がある場合は上記の片側を中心に鍛える方法がいいですが、もう一つよい方法があります。それは、ただ正しいフォームで鍛えることです。左右のどちらかの筋力が弱い場合は、強いほうの筋肉ばかり使おうとします。そのほうが楽だからです。

筋トレのとき、気がつかないうちに重心が強いほうに寄っていたり、肩や骨盤がねじれていたりします。そのため、筋トレの様子を鏡で見たり、動画を撮ったりして、重心が左右均等でフォームが崩《くず》れていないかを確認しながら鍛えるだけでも左右差は改善していきます。自分がおこないやすいほうを選択してください。

▼左右片側ずつ鍛える筋トレ③・④・⑤・⑦・⑧・⑨・⑪は、左右差があるとき、弱いほうを多めに鍛えていくことで左右差を改善していくことができるため簡単です。ですが、片側だけの場合は肩や骨盤のねじれが、左右同時の場合より顕著に生じやすい方が多いです。

体幹や骨盤はゼロポジションの正中位《せいちゅうい》でねじれないように心がけてください。

＊筋力が不十分で記載どおり実行できない場合

無理せず可能な範囲で大丈夫ですので継続していくようにしましょう。筋力が向上してくれば、徐々に記載どおりのフォームや負荷をかけられるようになりますので安心してください。

＊呼吸は止めない

力を入れているときには細く長く息を吐くようにしましょう。そうすることで、腹圧は高い状態を維持しつつ、血圧上昇や血流低下のリスクを減らすことができます。とにかく呼吸を止めないことが大切です。

＊筋トレ基本（コルセット筋）【腹横筋、多裂筋、骨盤底筋、横隔膜《おうかくまく》】

ブレイシング：お腹まわり全体の筋肉を緊張させて硬くさせる運動

①座位や立位で、背筋を伸ばします。

②横腹に手のひら全体が触れるように両手を置き、親指は腰、手のひらは横腹、他の指はお腹に触れてください。

③お腹全体に力を入れて、それらすべてで硬くなっているのを確認します。

④その状態を30秒間保持します。このとき、呼吸は止めず、お腹は凹んだり膨らんだりせず、途中でどこかがゆるむこともなく、そのままの形態を維持します。

※軽めの力で十分です。強くやりすぎると、血圧が上昇しやすいため、とくに心臓血管系に持病のある方や高齢者の方は注意してください。

ブレイシングのコツがわかるようになったら、ブレイシングをしながら次の筋トレをおこなっていきましょう。

■筋トレ①〜⑬

筋トレ①　【大殿筋・深層外旋六筋・ハムストリングス】（図36）

①両足を肩幅の1・5倍に広げて立ち、つま先は30度ほど外側に向けます。両手は前に伸ばします。

②腰を後ろに引くようにゆっくり膝を曲げていきます。足の親指と膝の向きは合わせます。

③太ももが床と平行になるまで上体を下げたら（膝がつま先よりすこし前に出てもよい）、ゆっくり折り返します。

④膝が伸び切らないところで2回目へ。これを5〜10回繰り返します。

筋トレ②　【大殿筋・深層外旋六筋・縫工筋】（図36）

①両足のかかとをつけて立ち、つま先は外側に開きます。両手を腰に当て、背筋を伸ばします。

②上体はまっすぐのまま、足の親指と膝の向きは合わせて、両足をできるだけ外側に開きながら、

図36　筋トレ①②③④

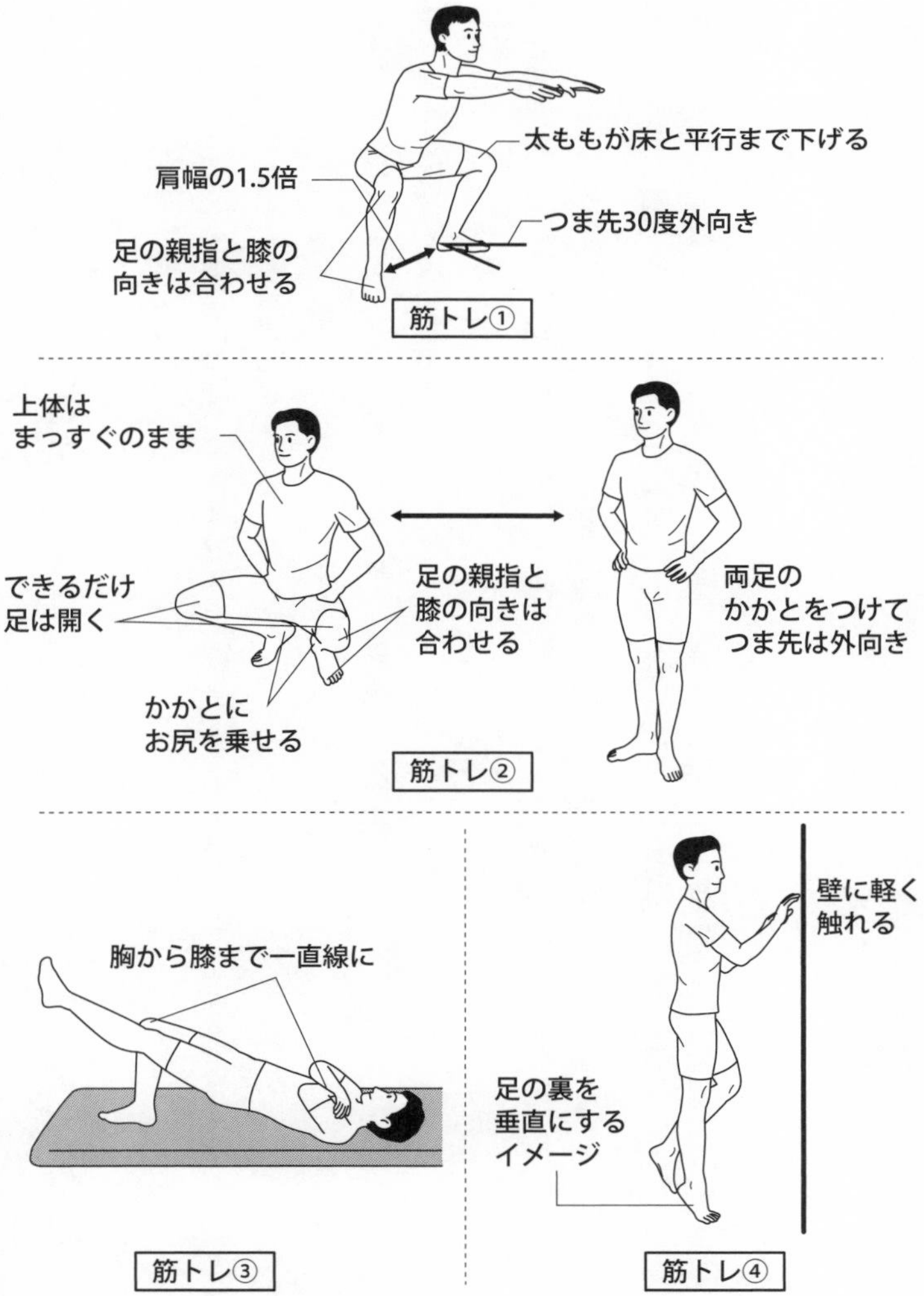

太ももが床と平行まで下げる
肩幅の1.5倍
つま先30度外向き
足の親指と膝の
向きは合わせる
筋トレ①
上体は
まっすぐのまま
できるだけ
足は開く
足の親指と
膝の向きは
合わせる
両足の
かかとをつけて
つま先は外向き
かかとに
お尻を乗せる
筋トレ②
胸から膝まで一直線に
壁に軽く
触れる
足の裏を
垂直にする
イメージ
筋トレ③
筋トレ④

腰を真下に下ろします。
③つま先立ちになりながら、かかとの上にお尻が乗るまで下げたら、上体はまっすぐのまま折り返します。
④これを5~10回繰り返します。
※しゃがむのが難しい方は、手すりやテーブルなどにつかまりながら、可能なところまでお尻を下ろして、折り返すようにしましょう。

筋トレ③【ハムストリングス・大殿筋・深層外旋六筋】（図36）
右側を鍛える場合で説明します。
①仰向けに寝て、膝を軽く立てます。
②両腕を胸の前で組んで、胸から膝までが一直線になるようにお尻を持ち上げます。
③そこから左膝をピンと伸ばして、左足を浮かします。そして、ゆっくり戻ります。
④これを5~10回繰り返したあと、左側をおこないます。
※負荷が強すぎる方は、両足でお尻を持ち上げ、鍛えたい側に重心を寄せて負荷量を調整しながらおこないましょう。

筋トレ④【下腿三頭筋（腓腹筋《ひふくきん》・ヒラメ筋）】（図36）
右側を鍛える場合で説明します。

①つま先を正面に向けて壁の前に立ち、両手で壁に軽く触れて、右足で片足立ちになります。
②足の裏を垂直にするようなイメージで、かかとをゆっくり上げていきます。
③かかとを上げ切ったら、ゆっくり折り返します。
④かかとが地面スレスレのところまで下げたら2回目へ。これを5～10回繰り返したあと、左側をおこないます。
※負荷が強すぎる方は、両足でおこない、鍛えたい側に重心を寄せて負荷量を調整しながらおこないましょう。

筋トレ⑤【腹筋群・肋間筋】（図37）
右側を鍛える場合で説明します。
①四つん這いになり、肩の真下に手、股関節の真下に膝がくるようにします。
②アゴは引いて真下を向き、頭から骨盤まで一直線のS字姿勢となります。
③重心が偏らないように、手も足も左右均等に体重を乗せるように意識します。
④中心にある重心の位置が動かないように、右手を10センチくらい床から浮かせて10秒間保持します。
⑤ゆっくり四つん這いに戻ります。これを5～10回繰り返したあと、左側をおこないます。
※負荷を上げたい方は、四つん這いで支えている両手の間隔を広げれば広げるほど負荷は増やすことができます。

図37 筋トレ⑤⑥⑦

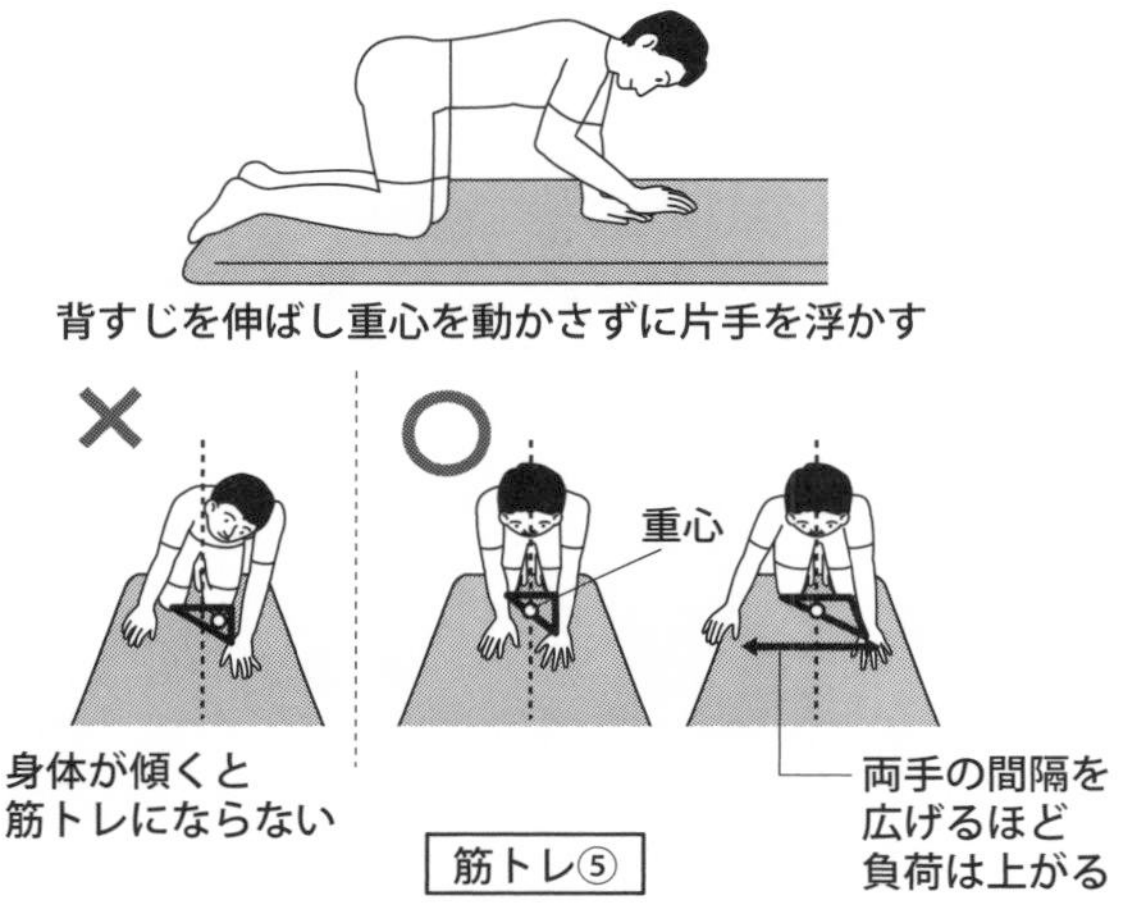
背すじを伸ばし重心を動かさずに片手を浮かす
×
○
重心
身体が傾くと
筋トレにならない
両手の間隔を
広げるほど
負荷は上がる
筋トレ⑤

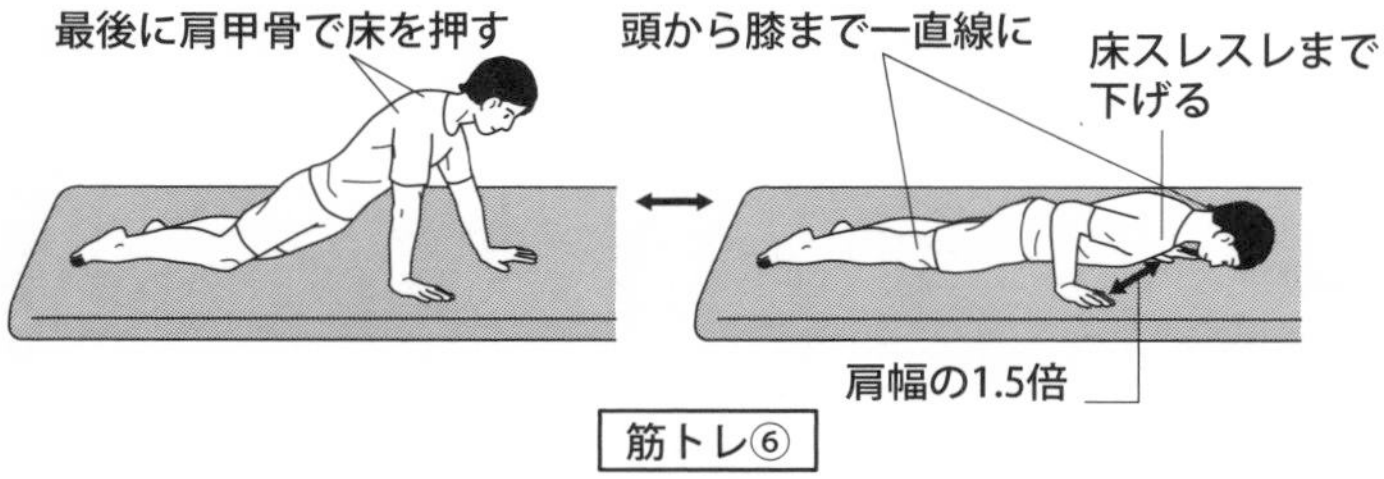
最後に肩甲骨で床を押す
頭から膝まで一直線に
床スレスレまで
下げる
肩幅の1.5倍
筋トレ⑥

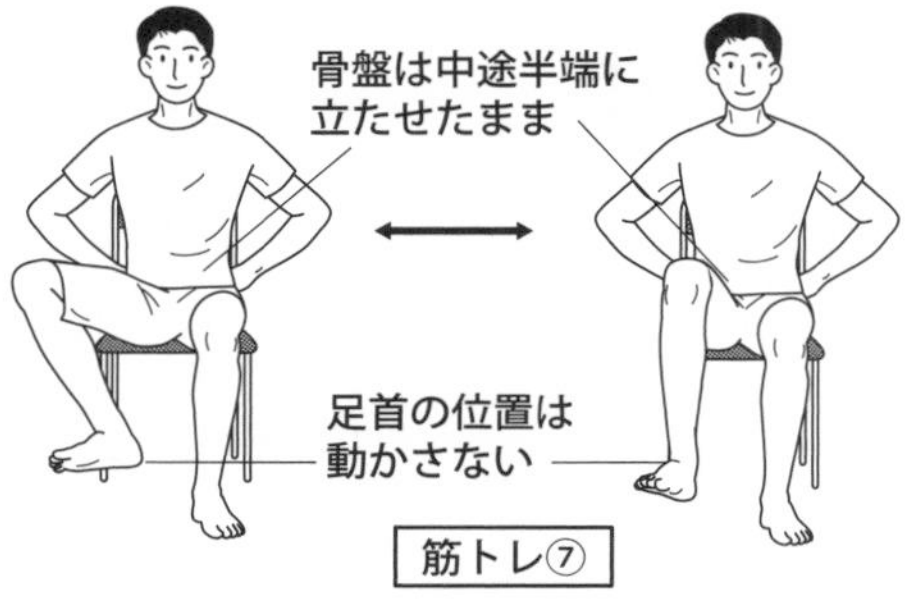
骨盤は中途半端に
立たせたまま
足首の位置は
動かさない
筋トレ⑦

筋トレ⑥　【腹筋群・肋間筋・大胸筋・小胸筋・前鋸筋】（図37）

①四つん這いになり、両手の位置は肩と同じライン上で、肩幅よりも1・5倍広い位置につきます。
②頭から膝まで一直線になるまで、肘を曲げて胸をゆっくり床に近づけていきます。
③床スレスレまで下げたら、一度停止して、肘を伸ばして素早く戻ります。
④戻ったあと、さらに追い討ちをかけるように肩甲骨で床を押して身体を持ち上げます。②～④を5～10回繰り返します。

※負荷を上げたい方は、膝はつかずにつま先で支える通常の腕立てフォームで、頭からかかとまでが一直線になるように意識しておこないましょう。

筋トレ⑦　【腸腰筋・縫工筋】（図37）

右側を鍛える場合で説明します。

①椅子に座って、骨盤は中途半端に立たせた状態で、右ももを持ち上げます。
②そのまま、足首の位置は動かさないように、ゆっくりと膝を外側に開いて、ゆっくりと戻します。
③右ももは持ち上げたまま、5～10回繰り返したあと、左側をおこないます。

筋トレ⑧　【大腿直筋】（図38）

右側を鍛える場合で説明します。

①背筋を伸ばして立ち、両足を前後（右足は後ろ）に1・5歩分ほど開きます。つま先の向きは正面かすこしだけ外側に。
②できるだけ右足に重心を乗せた状態で、足の親指と膝の向きは合わせて、腰をゆっくり下げていきます。上半身がすこしだけ後ろに傾斜していてもよい。
③右膝が床スレスレになるまで下ろしたら、右足に重心を乗せたまま、右膝が伸びきるまでゆっくり戻ります。
④これを5～10回繰り返したあと、左側をおこないます。

筋トレ⑨　【大腿筋膜張筋】（図38）
右側を鍛える場合で説明します。
①右側を下にして横向きに寝て、膝をまっすぐに伸ばした状態で足を揃えます。
②右肘は肩の真下について、左手は腰に当てます。
③ゆっくり腰を浮かしていき、頭から足まで一直線になったら、ゆっくり戻ります。
④これを5～10回繰り返したあと、左側をおこないます。

筋トレ⑩　【脊柱起立筋・僧帽筋・菱形筋】（図38）
①うつ伏せに寝て、クッションなどをお腹の下に入れます。クッションのまん中がお臍《へそ》の下くらいがよいです。

図38　筋トレ⑧⑨⑩⑪

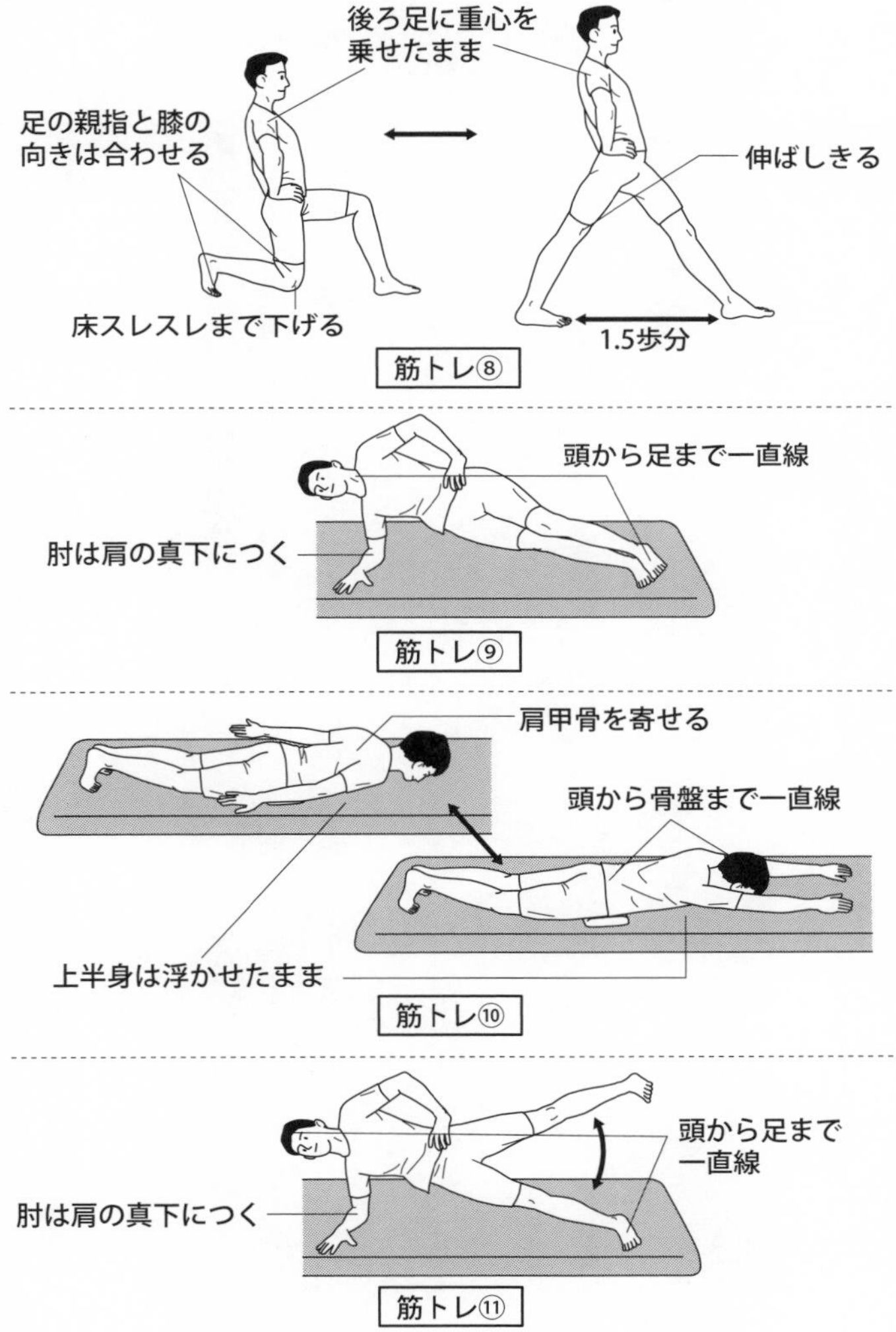
後ろ足に重心を
乗せたまま
足の親指と膝の
向きは合わせる
伸ばしきる
床スレスレまで下げる
1.5歩分
筋トレ⑧
頭から足まで一直線
肘は肩の真下につく
筋トレ⑨
肩甲骨を寄せる
頭から骨盤まで一直線
上半身は浮かせたまま
筋トレ⑩
頭から足まで
一直線
肘は肩の真下につく
筋トレ⑪

②両手はバンザイして、アゴを引き、頭から骨盤まで一直線になるまで上半身を浮かします。
③そのまま両手を広げていき、肩甲骨を寄せながら、両手をお尻のほうまで引き寄せます。
④できれば上半身は浮かせたまま、これを5～10回繰り返します。

筋トレ⑪【中殿筋・小殿筋・大腿筋膜張筋】（図38）

右側を鍛える場合で説明します。
①右側を下にして横向きに寝て、膝をまっすぐに伸ばした状態で足を揃えます。
②右肘は肩の真下について、左手は腰に当てます。
③ゆっくり腰を浮かしていき、頭から足まで一直線になったら、左足を開きます（無理のない高さまで）。

これを5～10回繰り返したあと、左側をおこないます。

筋トレ⑫【内転筋群】（図39）

①両足を肩幅の1・5倍に広げて立ち、つま先は45～60度ほど外側に向けます。両手は前に伸ばします。
②上半身はできるだけ垂直のまま、膝はつま先より前に出さないように（足の親指と膝の向きは合わせて、ゆっくり腰を下ろしていきます。
③太ももが床と平行もしくはそれ以上になるまで腰を深く下ろしたら、ゆっくり折り返します。

図39　筋トレ⑫⑬

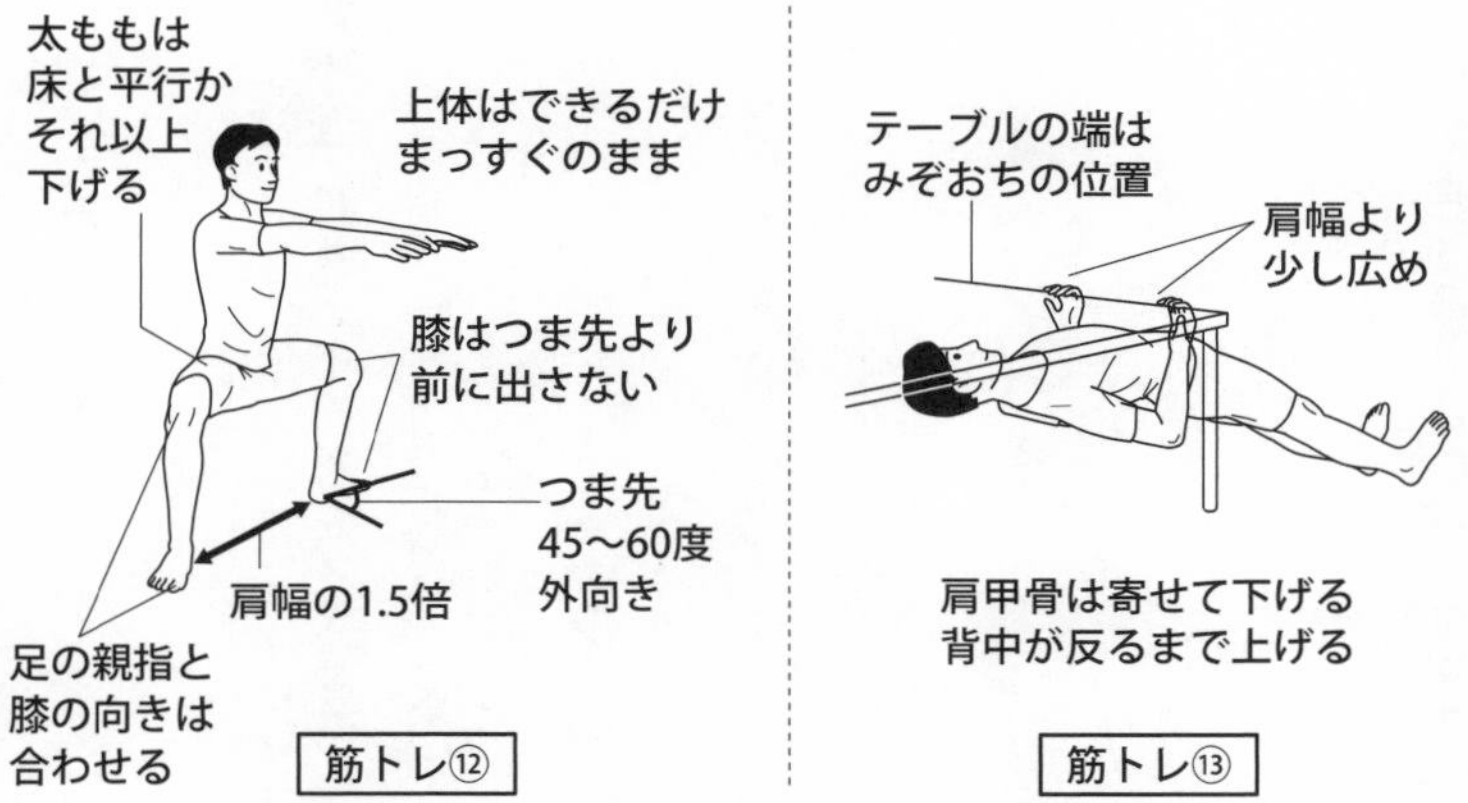

④膝が伸びきらないところで2回目へ。これを5〜10回繰り返します。

筋トレ⑬　【広背筋】（図39）

①安定感のあるテーブルの下に仰向けになって、上半身だけ隠れるように寝ます。

②テーブルの端がみぞおちあたりにくるように位置を調整して、テーブルの端を肩幅よりすこし広めのところでつかみ（逆手）ます。

③アゴは引いて、頭から足まで一直線になったまま、手で引きこんで身体を持ち上げます。

④肩甲骨を寄せて下げながら、背中が反るまで背筋を使って上げきります。

⑤これを5〜10回繰り返します。

ボディイメージ改善法

■骨盤タイプ別ボディイメージ改善法

骨盤を自由自在に動かせる身体づくりにおいて優先順位③のボディイメージです。

時と場合に応じて、「背骨」「骨盤」「股関節」を安定させるために固定したり、逆にしなやかに動かすために連動させたり、と自分の身体を思いどおりにコントロールできることが不調を改善するためには必要です。

その重要なポイントがボディイメージです。正しいボディイメージを獲得できれば、「背骨」「骨盤」「股関節」を自在に操《あやつ》れます。骨盤は固定して股関節だけ動かしたり、股関節は固定して背骨と骨盤は動かしたり、すべてを連動させたり、とコントロールできるようになります。

「臥《が》位《い》」「座位」「立位」とあらゆる姿勢で「背骨」「骨盤」「股関節」を「前後方向」「側屈・回旋方向」へコントロールできるボディイメージを習得しましょう。

「前後方向」「側屈・回旋方向」で大別していますので、それぞれのボディイメージ改善方法を番号で記載しています。できるところから取り組んでいきましょう。

▼2次元（平面）・3次元（立体）前後方向のボディイメージが不十分な人

⬇ボディイメージ①～③・⑩・⑬～⑮（2次元〈平面〉は前半、3次元〈立体〉は後半が中心）

▼**2次元**（平面）**・3次元**（立体）**側屈・回旋方向のボディイメージが不十分な人**

⬇ボディイメージ④～⑨・⑪～⑫・⑯～㉑（2次元〈平面〉は前半、3次元〈立体〉は後半が中心）

■ボディイメージのポイント

・わかっているようでわかっていないのがボディイメージ。鏡を見ながらや他者に確認してもらいながら、動画を撮ったりしながらでないと、改善は難しいと言っても過言ではありません。正しくできているかは必ず目で見るなり客観的に確認しましょう。

・クセを直すのが難しいように、ボディイメージの改善には時間を要する人が多いです。ですが継続すればボディイメージは変えられます。いちばん大事なことは続けることです。

・右側を改善する場合で説明していますので、左右差がないか確認しながらおこないましょう。

・筋トレやストレッチの効果もあるため、同様に呼吸は止めずにおこないましょう。

■臥位（従重力位）――背骨・骨盤・股関節すべてのトレーニング

＊前後方向

ボディイメージ①　【股関節】固定　【背骨・骨盤】可動（図40）

①仰向けに寝て、膝を立てます。左右の膝と足の間はこぶし1個分ほど開けます。

②恥骨を顔のほうに向けるように仙骨を持ち上げて（骨盤後傾）、腰の隙間を埋めます。

図40　ボディイメージ①②③

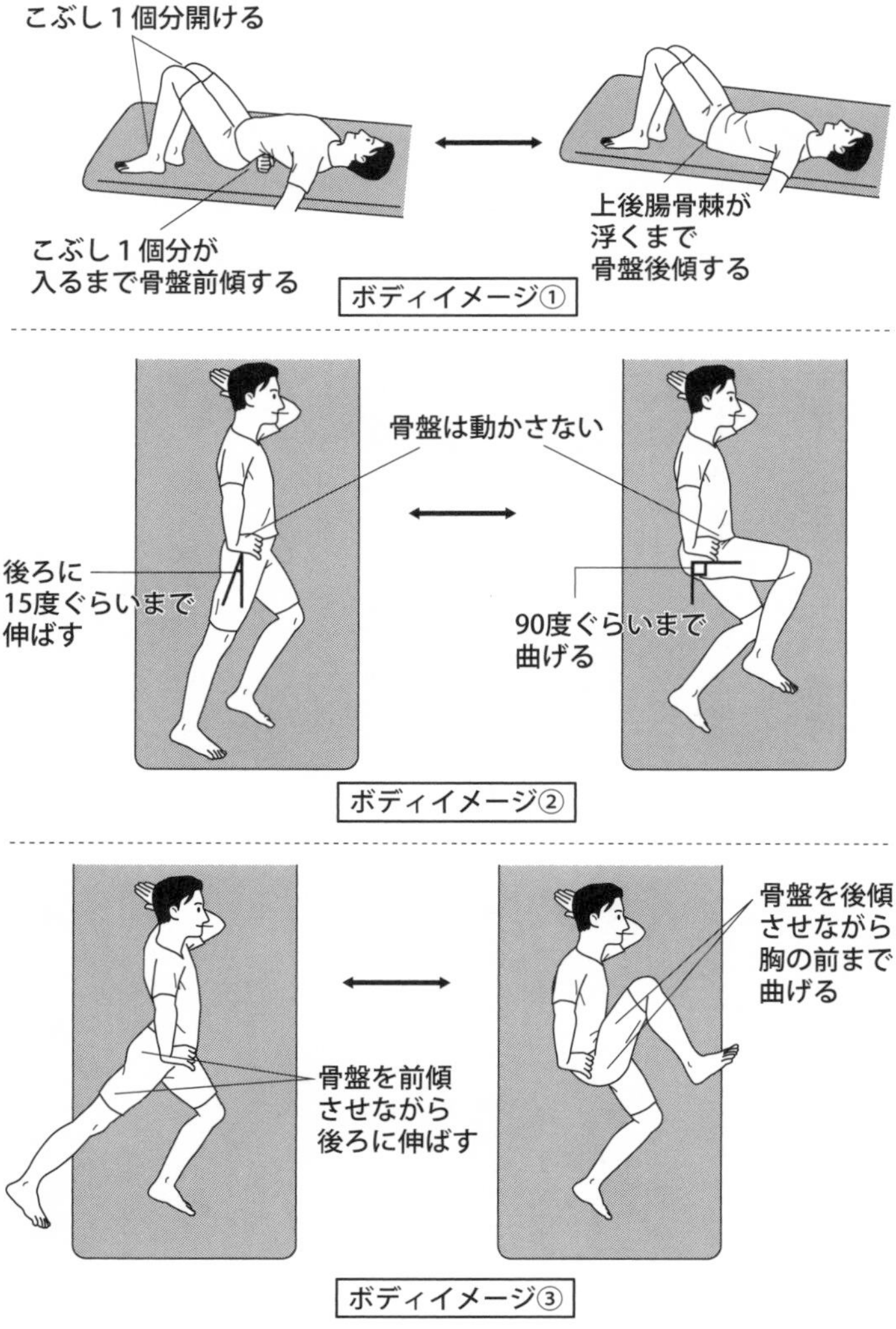
こぶし１個分開ける
こぶし１個分が
入るまで骨盤前傾する
上後腸骨棘が
浮くまで
骨盤後傾する
ボディイメージ①
骨盤は動かさない
後ろに
15度ぐらいまで
伸ばす
90度ぐらいまで
曲げる
ボディイメージ②
骨盤を前傾
させながら
後ろに伸ばす
骨盤を後傾
させながら
胸の前まで
曲げる
ボディイメージ③

③腰が床から離れないで、上後腸骨棘が浮くまで持ち上げたら、戻ります。
④続いて、腰の隙間にこぶし1個分（腰に親指側、床に小指側）が入るまで腰を反ります（骨盤前傾）。
⑤これを5～10回繰り返します。
⑥次に、膝を立てずに仰向けに寝たままの状態で同様に骨盤後傾と前傾を5～10回繰り返します。
※ただし、骨盤後傾は腰の隙間が埋まり、上後腸骨棘が床につくまででいいです。

ボディイメージ②　【背骨・骨盤】固定　【股関節】可動（図40）

①左側を下にして横向きに寝て、背筋を伸ばして、左膝は軽く曲げます。
②右手を腰に当てて骨盤を動かさないように確認しながら、膝とつま先は正面を向けたまま、右足を曲げていきます。
③右股関節を90度くらいまで曲げたら、折り返して、今度は右足を後ろに伸ばします。
④右股関節を後ろに15度くらいまで伸ばしたら、戻ります。
⑤これを5～10回繰り返したあと、左側をおこないます。

ボディイメージ③　【背骨・骨盤・股関節】連動（図40）

①左側を下にして横向きに寝て、背筋を伸ばして、左膝は軽く曲げます。
②右手を腰に当てて骨盤の動きを確認しながら、膝とつま先は正面を向けたまま、骨盤を後傾させながら右足を曲げていきます。

③右膝が胸の前にくるまで曲げたら、折り返して、今度は骨盤を前傾させながら右足を後ろに伸ばします。
④これを5～10回繰り返したあと、左側をおこないます。

＊側屈（横）方向

ボディイメージ④　【股関節】固定　【背骨・骨盤】可動（図41）
①仰向けに寝て、両手を腰に当てて骨盤の動きを確認します。
②左右のお尻を床につけたまま、右側の骨盤を肋骨に近づけるように引き上げます。
③今度は左側の骨盤を肋骨に近づけるように引き上げます。
④これを5～10回繰り返します。

ボディイメージ⑤　【背骨・骨盤】固定　【股関節】可動（図41）
①左側を下にして横向きに寝て、背筋を伸ばして、左膝は軽く曲げます
②右手を腰に当てて骨盤を動かさないように確認しながら、膝とつま先は正面を向けたまま、右足を真上に持ち上げます。
③右足が身体のラインより前に行かないようにしながら、45度くらいまで持ち上げたら、戻します。
④これを5～10回繰り返したあと、左側をおこないます。

図41 ボディイメージ④⑤⑥⑦⑧⑨

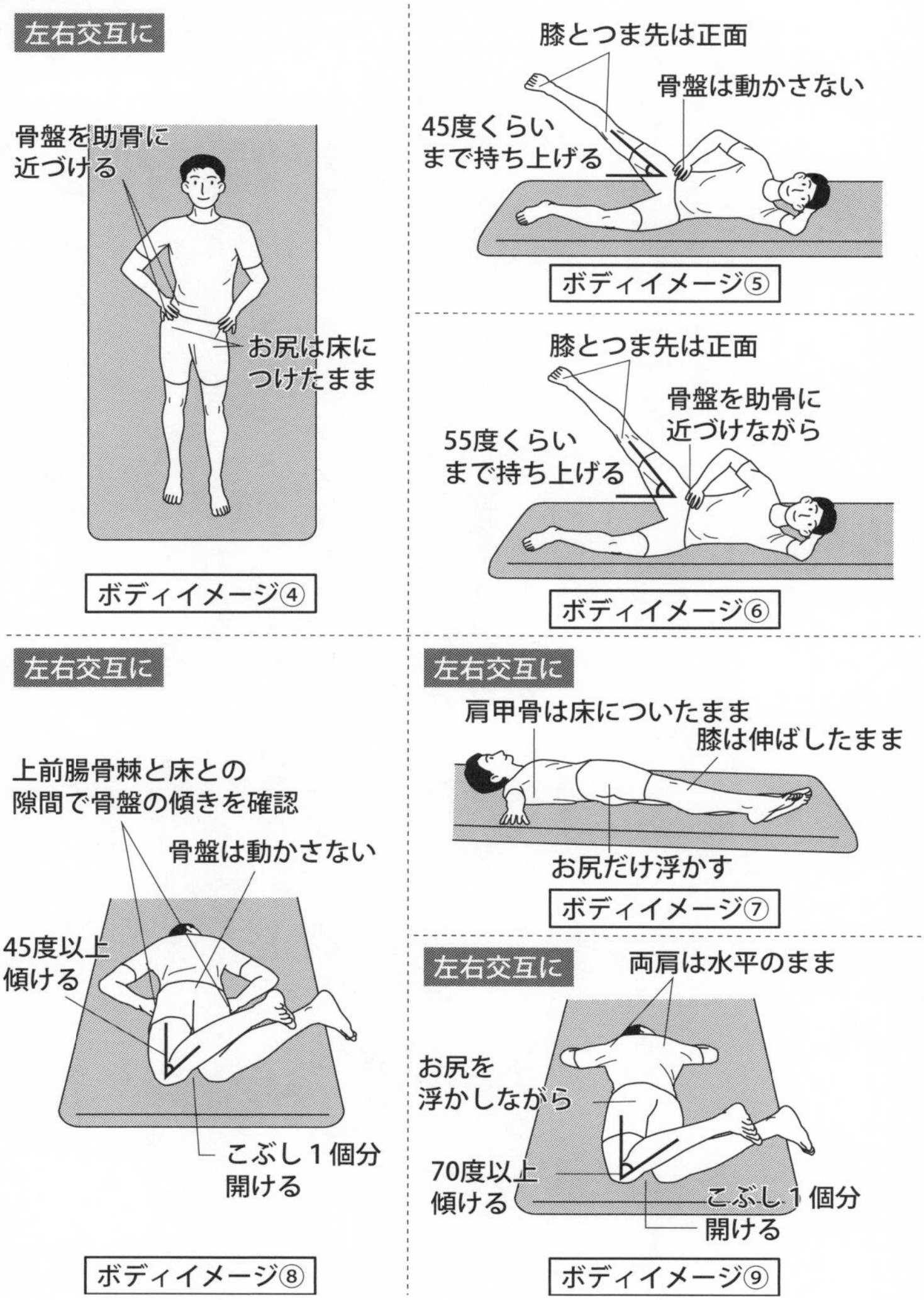
左右交互に
骨盤を助骨に
近づける
お尻は床に
つけたまま
ボディイメージ④
膝とつま先は正面
骨盤は動かさない
45度くらい
まで持ち上げる
ボディイメージ⑤
膝とつま先は正面
骨盤を助骨に
近づけながら
55度くらい
まで持ち上げる
ボディイメージ⑥
左右交互に
上前腸骨棘と床との
隙間で骨盤の傾きを確認
骨盤は動かさない
45度以上
傾ける
こぶし１個分
開ける
ボディイメージ⑧
左右交互に
肩甲骨は床についたまま
膝は伸ばしたまま
お尻だけ浮かす
ボディイメージ⑦
左右交互に
両肩は水平のまま
お尻を
浮かしながら
70度以上
傾ける
こぶし１個分
開ける
ボディイメージ⑨

ボディイメージ⑥　【背骨・骨盤・股関節】連動（図41）

①左側を下にして横向きに寝て、背筋を伸ばして、左膝は軽く曲げます。
②右手を腰に当てて骨盤の動きを確認しながら、膝とつま先は正面を向けたまま、右側の骨盤を肋骨に近づけるように引き上げながら、右足を真上に持ち上げます。
③右足が身体のラインより前に行かないようにしながら、55度くらいまで持ち上げたら、戻します。
④これを5〜10回繰り返したあと、左側をおこないます。

＊回旋方向

ボディイメージ⑦　【股関節】固定　【背骨・骨盤】可動（図41）

①仰向けに寝ます。
②膝は伸ばしたまま、右側の肩甲骨が床から離れないように、右側のお尻だけ床から浮かします。
③今度は左側のお尻だけ床から浮かします。
④これを5〜10回繰り返します。

ボディイメージ⑧　【背骨・骨盤】固定　【股関節】可動（図41）

①うつ伏せに寝て、両膝を90度に曲げて、膝の間はこぶし一個分ほど開けます。
②上前腸骨棘と床との隙間に両方とも手を入れて、骨盤が傾かないように確認しながら、両足を

右方向に45度以上傾けます。
③折り返して、今度は左方向に45度以上傾けます。
④これを5~10回繰り返します。
※両足同時だと骨盤が傾いてしまう人は、片足ずつからチャレンジしてもいいです。

ボディイメージ⑨　【背骨・骨盤・股関節】連動（図41）
①うつ伏せに寝て、両膝を90度に曲げて、膝の間はこぶし1個分ほど開けます。
②左側のお尻を床から浮かしながら、両足を右方向に70度以上傾けます。両肩は水平のままです。
③折り返して、今度は左方向に70度以上傾けます。
④これを5~10回繰り返します。

■座位（抗重力位）――背骨・骨盤が中心のトレーニング

＊前後方向

ボディイメージ⑩　【股関節】固定　【背骨・骨盤】可動（図42）
①膝が90度くらいになるように、椅子に浅く座り、両手を腰に当てます。
②頭の位置と坐骨が垂直線上になるように、背筋を伸ばします。
③肘を前に折りたたむようにして肩甲骨を開きながら、頭の位置と坐骨が垂直線上をキープしたまま、尾骨が座面につくまで骨盤を寝かせて（骨盤後傾）、背中を丸くします。

図42　ボディイメージ⑩ ⑪ ⑫

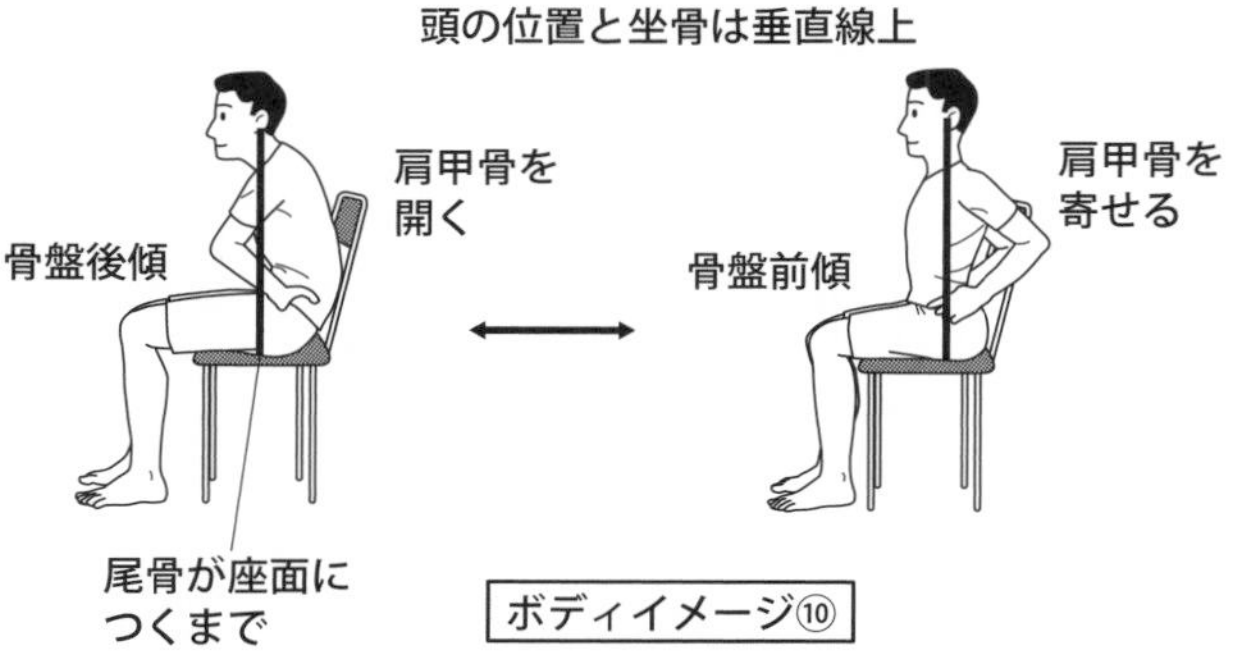

ボディイメージ⑩

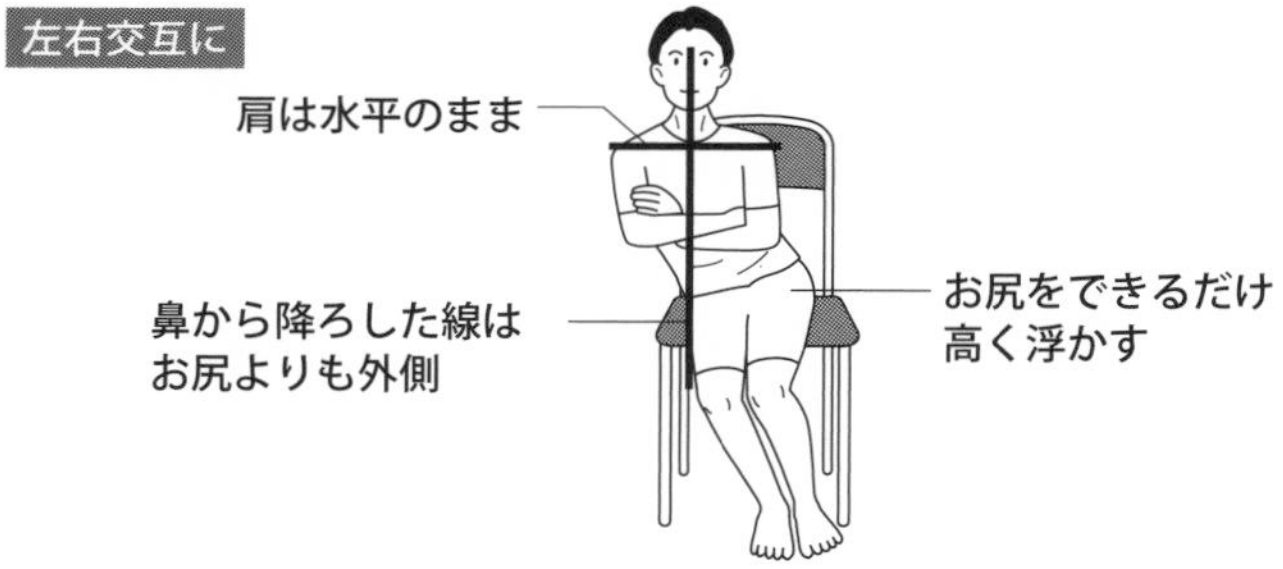

ボディイメージ⑪

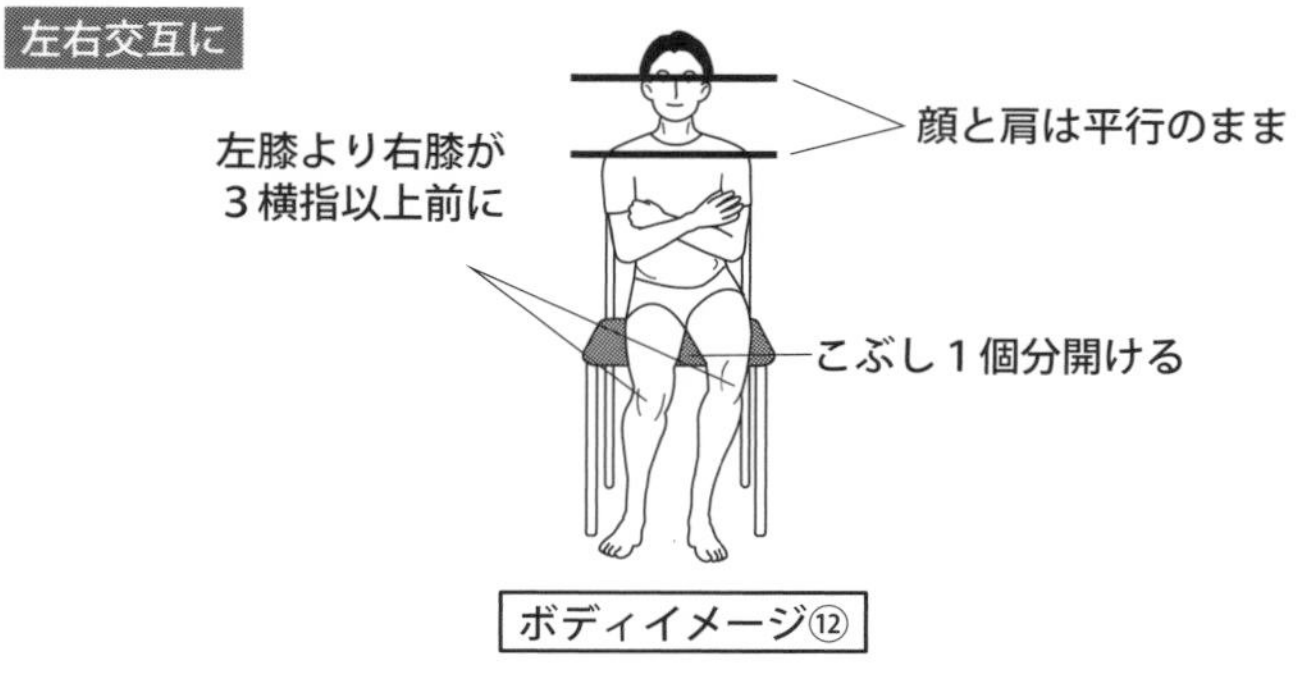

ボディイメージ⑫

④今度は、肘を後ろに折りたたむようにして肩甲骨を寄せながら、頭の位置と坐骨が垂直線上をキープしたまま、骨盤を立てて（骨盤前傾）、腰を反らして胸を張ります。
⑤これを5～10回繰り返します。

＊側屈（横）方向

ボディイメージ⑪　【股関節】固定　【背骨・骨盤】可動（図42）

①足がつかない高さの椅子などに座って、胸の前で腕を組み、背筋を伸ばします。
②顔や肩はねじれることなく水平をキープしたままで、左側のお尻をできるだけ高く浮かします。
③鼻から降ろした線が、右側のお尻の外縁よりも外側までできたら、戻ります。
④今度は右側のお尻を同様にできるだけ高く浮かします。
⑤これを5～10回繰り返します。

＊回旋方向

ボディイメージ⑫　【股関節】固定　【背骨・骨盤】可動（図42）

①膝が90度くらいになるように、椅子に浅く座り、膝の間はこぶし1個分開けて、胸の前で腕を組み、背筋を伸ばします。
※椅子は滑りやすい座面か回転する椅子を使用してください。
②顔や肩はねじれることなく平行をキープしたままで、右膝をできるだけ前方に出します。

③左膝よりも右膝が3横指以上前に出たら、戻ります。
④今度は左膝を同様にできるだけ前方に出します。
⑤これを5～10回繰り返します。

■立位（抗重力位）――股関節が中心（＋全部）のトレーニング

＊前後方向

ボディイメージ⑬【背骨・骨盤】固定【股関節】可動（非荷重、荷重）（図43）

▼股関節が非荷重の状態、荷重の状態それぞれでおこなう前後方向の基礎トレーニング

①立位で、足の間はこぶし1個分開けます。両手を腰に当てて、骨盤を動かさないように確認しつつ、親指で背筋を他4指で腹筋をさわります。
②左足に重心を寄せて、右足はほぼ非荷重の状態でつま先立ちのようにかかとを高く浮かします。
③骨盤が動かずに、背筋と腹筋が立位のときよりも硬くならずにできたら、戻します。
④左足も同様におこないます。これを5～10回繰り返します。
⑤今度は、右足に重心を寄せて、荷重状態において右足のかかとを高く浮かします。
⑥以下、同様の手順で左右交互に5～10回繰り返します。

ボディイメージ⑭【背骨・骨盤】固定【股関節】可動（非荷重）（図43）

▼股関節が非荷重の状態でおこなう前後方向のトレーニング

図43　ボディイメージ⑬ ⑭ ⑮

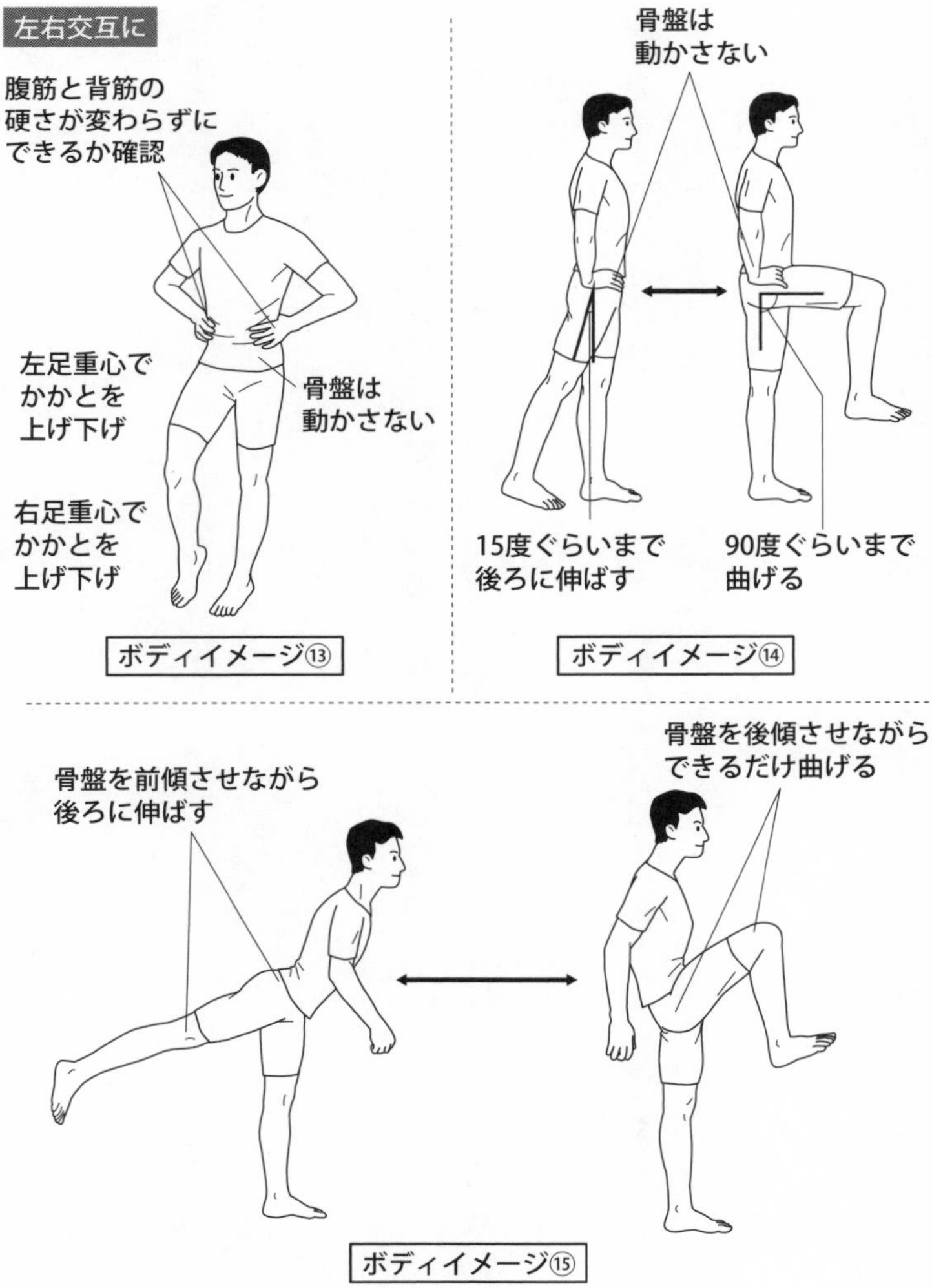
左右交互に
腹筋と背筋の
硬さが変わらずに
できるか確認
左足重心で
かかとを
上げ下げ
骨盤は
動かさない
右足重心で
かかとを
上げ下げ
ボディイメージ⑬
骨盤は
動かさない
15度ぐらいまで
後ろに伸ばす
90度ぐらいまで
曲げる
ボディイメージ⑭
骨盤を後傾させながら
できるだけ曲げる
骨盤を前傾させながら
後ろに伸ばす
ボディイメージ⑮

①立位で、背筋を伸ばします。
②両手を腰に当てて骨盤を動かさないように確認しながら、膝とつま先は正面を向けたまま、右足を持ち上げていきます。
③右股関節を90度くらいまで持ち上げたら、折り返して、今度は右足を後ろに伸ばします。
④右股関節を後ろに15度くらいまで伸ばしたら、戻ります。
⑤これを5～10回繰り返したあと、左側をおこないます。
※バランスが不安定な方は壁などに片手をついてもいいです。

ボディイメージ⑮【背骨・骨盤・股関節】連動（非荷重＋荷重）（図43）

▼股関節が非荷重の状態（上げている足）＋荷重の状態（支えている足）で前後方向を両方同時におこなうトレーニング

①立位で、背筋を伸ばします。
②膝とつま先は正面を向けたまま、骨盤を後傾させながら、右足を持ち上げていきます。
③腰が丸まり、右膝をできるだけ高く持ち上げたら、折り返します。
④今度は、骨盤を前傾させながら、右足を後ろに伸ばしていきます。
⑤上半身が前に傾き、腰が反りながら、右足をできるだけ後ろに伸ばしたら、戻ります。
⑥これを5～10回繰り返したあと、左側をおこないます。
※バランスが不安定な方は壁などに片手をついてもいいです。

＊側屈（横）方向

ボディイメージ⑯【股関節】固定【背骨・骨盤】可動（荷重）（図44）

▼荷重している側の股関節上で骨盤を横方向に動かすトレーニング

①横向きで段差の上に右足だけ乗せて、片足立ちになります。左手を腰に当てて骨盤の動きを確認します。

②肩は水平をキープ、両膝は伸ばしたまま、左足を下に長く伸ばすように左側の骨盤を下げます。

③今度は、左足を短くするように、左側の骨盤を肋骨に近づけるように引き上げます。

④これを5～10回繰り返したあと、左側をおこないます。

※バランスが不安定な方は壁などに片手をついてもいいです。

ボディイメージ⑰【背骨・骨盤】固定【股関節】可動（非荷重）（図44）

▼股関節が非荷重の状態でおこなう側屈（横）方向のトレーニング

①立位になり、背筋を伸ばします。両手を腰に当てて骨盤を動かさないように確認します。

②左足で片足立ちになり、膝とつま先は正面を向けたまま、骨盤の右側が上がらないようにキープして、右足を外側に開きます。

③今度は右足を内側に閉じていき、骨盤の右側が下がらないようにキープしたまま、左足の前でクロスさせます。

図44　ボディイメージ⑯ ⑰ ⑱

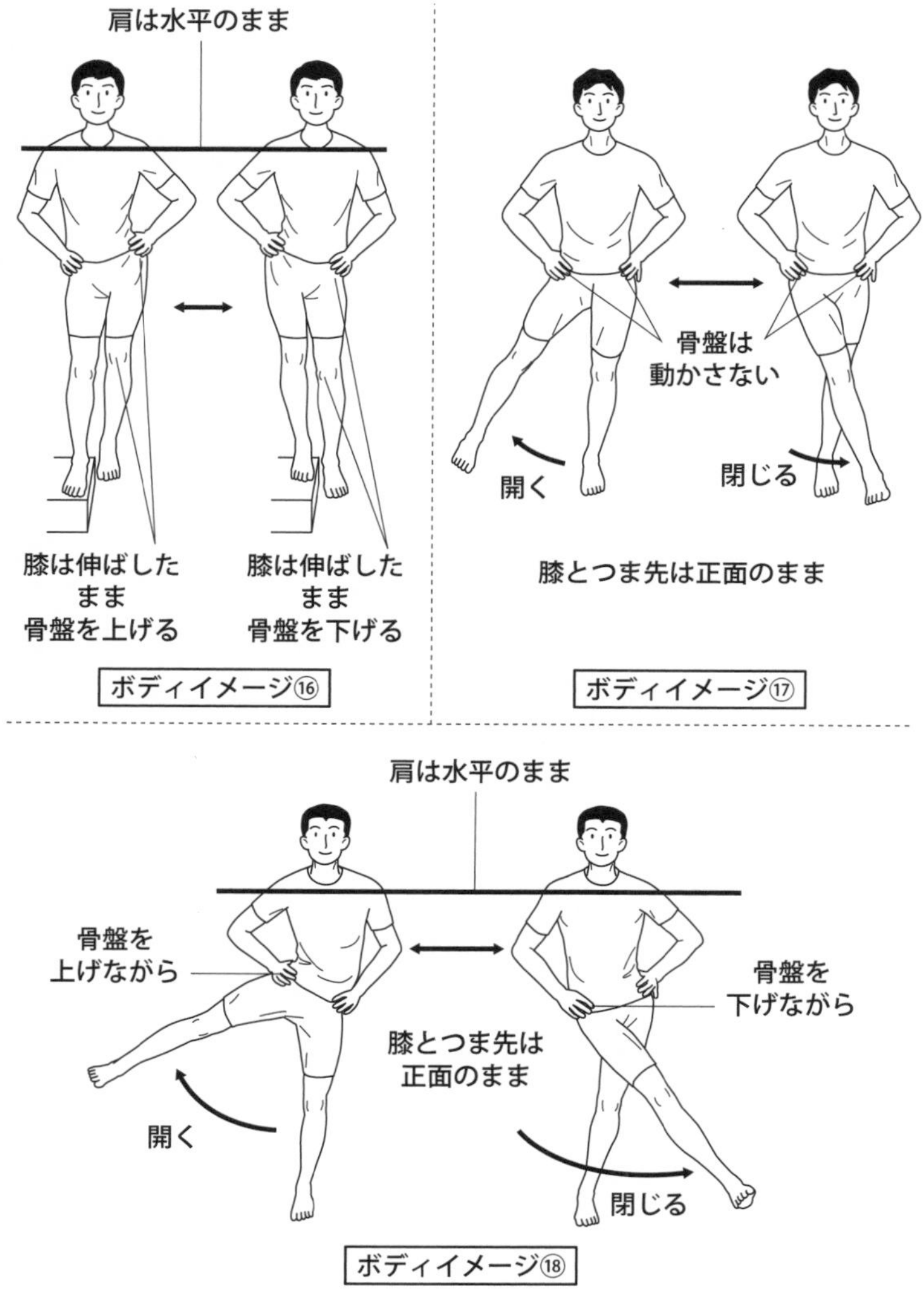
肩は水平のまま
膝は伸ばしたまま骨盤を上げる
膝は伸ばしたまま骨盤を下げる
ボディイメージ⑯
骨盤は動かさない
開く
閉じる
膝とつま先は正面のまま
ボディイメージ⑰
肩は水平のまま
骨盤を上げながら
骨盤を下げながら
膝とつま先は正面のまま
開く
閉じる
ボディイメージ⑱

④これを5～10回繰り返したあと、左側をおこないます。
※バランスが不安定な方は壁などに片手をついてもいいです。

ボディイメージ⑱【背骨・骨盤・股関節】連動（非荷重＋荷重）（図44）

▼股関節が非荷重の状態（上げている足）＋荷重の状態（支えている足）で側屈（横）方向を両方同時におこなうトレーニング

①立位になり、背筋を伸ばします。両手を腰に当てて骨盤の動きを確認します。
②左足で片足立ちになり、膝とつま先は正面を向けたまま、右側の骨盤を肋骨に近づけるように引き上げながら、右足を外側に開きます。肩は水平をキープ。
③今度は右足を内側に閉じていき、骨盤の右側を下げながら、左足の前でクロスさせます。
④これを5～10回繰り返したあと、左側をおこないます。
※バランスが不安定な方は壁などに片手をついてもいいです。

＊回旋方向

ボディイメージ⑲【背骨・骨盤】固定【股関節】可動（荷重）（図45）

▼荷重している側の股関節上で骨盤を回旋方向（＋前後方向）に動かすトレーニング

①足の親指と膝の向きを正面に合わせて、右足で片足立ちになり、肩と骨盤は水平、両手を腰に当てて骨盤の動きを確認します。

②肩と骨盤は水平のまま、腰を後ろに引くように軽く膝を曲げて、右足だけで浅くスクワットをします。
③続いて、足と膝は正面を向いたまま、股関節から上を右にすこし回転させて、同様に浅くスクワットをします。
④続いて、足と膝は正面を向いたまま、股関節から上を左にすこし回転させて、同様に浅くスクワットをします。
⑤これを5～10回繰り返したあと、左側をおこないます。
※筋力やバランスが不安定な方は浮かしている足のつま先を床に軽くつけてもいいです。

ボディイメージ⑳【背骨・骨盤】固定【股関節】可動（非荷重）（図45）

▼股関節が非荷重の状態でおこなう回旋方向のトレーニング
①足の親指と膝の向きを正面に合わせて、左足で片足立ちになり、肩と骨盤は水平、両手を腰に当てて骨盤を動かさないように確認します。
②肩と骨盤は水平で動かないようにキープして、右膝で8の字を描きます。
③これを5～10回繰り返したあと、左側をおこないます。
※バランスが不安定な方は壁などに片手をついてもいいです。

ボディイメージ㉑【背骨・骨盤・股関節】連動（非荷重＋荷重）（図45）

図45　ボディイメージ⑲⑳㉑

肩と骨盤は常に
水平

右股関節上で
正面、右向き、左向きに
回転させて浅く
スクワットをする

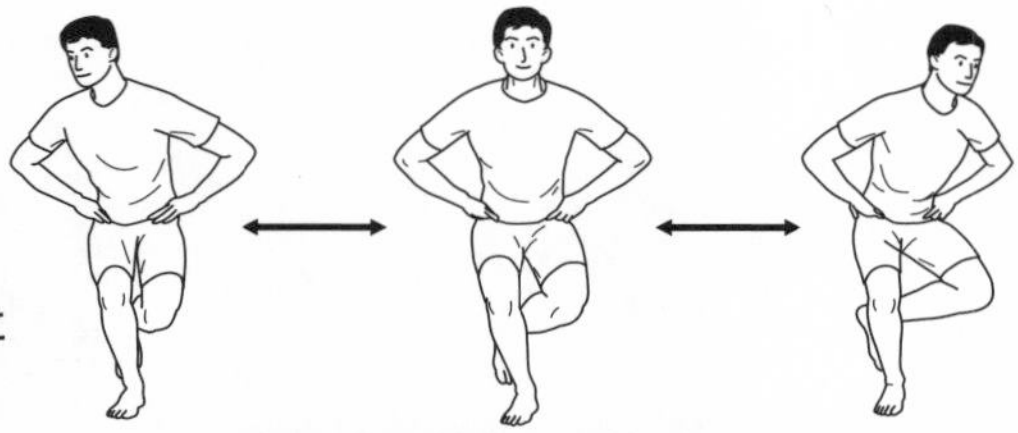

軸足の親指と膝の向きは常に正面

ボディイメージ⑲

肩と骨盤は常に
水平で動かさない

膝で
８の字を描く

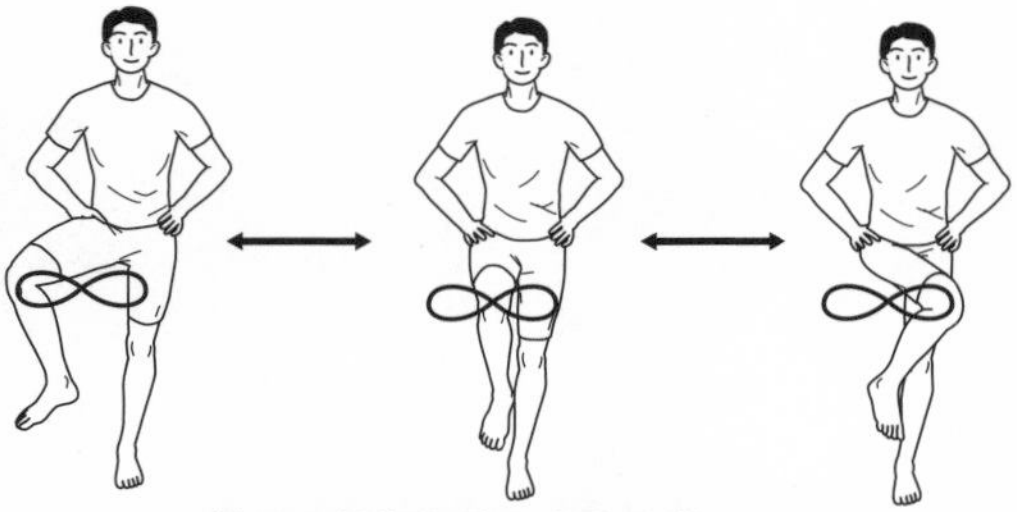

軸足の親指と膝の向きは常に正面

ボディイメージ⑳

肩は常に水平

左股関節上で
骨盤でも
８の字を描きながら
右膝も連動させて
８の字を描く

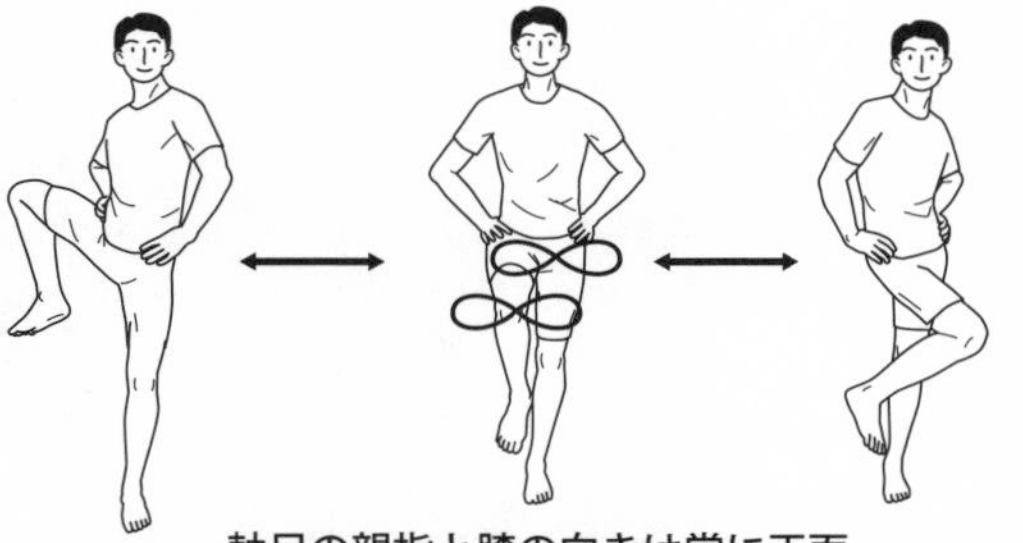

軸足の親指と膝の向きは常に正面

ボディイメージ㉑

▼股関節が非荷重の状態（上げている足）＋荷重の状態（支えている足）で回旋方向を両方同時におこなうトレーニング

①足の親指と膝の向きを正面に合わせて、左足で片足立ちになり、肩と骨盤は水平にします。
②足と膝は正面を向き、肩は水平をキープしたまま、右膝で大きく8の字を描きます。
③このとき、右膝に連動して左股関節を軸にして骨盤も8の字を描くように動かします。
④これを5～10回繰り返したあと、左側をおこないます。
※バランスが不安定な方は壁などに片手をついてもいいです。

第5章

骨盤を味方にする日常生活術

日常生活での骨盤の治療戦略

■骨盤治療戦略①～④

先にも述べたとおり、日常生活における姿勢や動作のクセが現在の骨盤パターンに影響しているため、まずは自分の骨盤パターンを知って、そして対策を講じることが大切です。

対策については、基本方針に則って具体的戦略①～④を実践していけば大丈夫です。

基本方針：「ときどき逆の骨盤パターンをとること」

戦略①：動いているとき

パワーが必要なときは「骨盤を立てて安定させる」　そうでないときは「ときどき寝かせる」

戦略②：静止時で気を抜けないとき

「骨盤を立てて安定させる」＋「ときどき寝かせる」

戦略③：静止時で気を抜けるとき

「骨盤を寝かせて休ませる」＋「ときどき立てる」

戦略④：持久戦のとき

「骨盤を中途半端にさせる」＋「ときどき寝かせる⇔立てるを交互に」

ここでは、より細かく日常生活における姿勢・動作と骨盤の傾きとの関係についてご紹介していきます。

実は普段使っている椅子が骨盤の傾きを強化していたとか、何気なくおこなっていたことが骨盤の傾きに影響していたなどということがあります。

たとえば、低い椅子に座っているときには、身体の構造的に骨盤を立てることができません。そのことを知らないがために、姿勢をよくしようと背筋を伸ばしていた結果、中途半端に立たせるクセを強化していただけだったという具合です。

骨盤を立たせているつもりが実は中途半端、骨盤を寝かせているつもりが実は中途半端、このような状態がいちばんよくありません。よって、さまざまな姿勢や動作において、身体の構造的にどのような骨盤パターンをとりやすいのかを知っておけば、努力を無駄にすることはなくなります。より効率的に、効果的に不調の予防・改善につなげることができますので、骨盤の治療戦略を実践していく中で役立ててください。

■どう役立たせるかの具体例

例1【長座位（両足を伸ばした座位）：骨盤寝かせすぎ～中途半端】の場合

静止状態ですから戦略①の状況はありません。戦略②～④いずれかの状況になるはずです。

・もし、人前でのお仕事中であれば、戦略②「骨盤を立てて安定させる」＋「ときどき寝かせる」が対策となります。

しかし、身体の構造的に、骨盤は「寝かせすぎ～中途半端」の状態にしかなれません。

つまり、長座位では戦略②の基本姿勢である「骨盤を立てて安定させる」ことができません。

よって、この場合の対策は2つです。戦略②が使えないので、基本方針に沿って逆の骨盤パターンである骨盤を立てることができる正座などの姿勢をとにかくこまめにとり入れるか、そもそもお仕事のときに長座位を選択しないかのどちらかとなります。

・もし、家でくつろいでいるときであれば、戦略③「骨盤を寝かせて休ませる」＋「ときどき立てる」が対策となります。

基本姿勢の「骨盤を寝かせて休ませる」ことはできます。しかし、身体の構造的に、骨盤を「ときどき立てる」ことはできません。

よって、この場合は、骨盤を「ときどき立てる」ときだけ、正座や立位などに姿勢を変えて骨盤を立てることが対策となります。

・もし、長い時間お話を聞かなければならないときであれば、戦略④「骨盤を中途半端にさせる」＋「ときどき寝かせる⇕立てるを交互に」が対策となります。

「骨盤を中途半端にさせる」ことはできます。しかし、身体の構造的に、骨盤を「ときどき寝かせる⇕立てるを交互に」の立てるほうだけできません。

よって、この場合は、「ときどき寝かせる⇕立てるを交互に」をするときだけ、正座などに姿勢を変えて骨盤を寝かせたり立てたりすることが対策となります。

例2【低い椅子（股関節90度以上）：骨盤寝かせすぎ～中途半端】の場合

静止状態ですから戦略①の状況はありません。戦略②～④いずれかの状況になるはずです。

・もし、人前でのお仕事中であれば、戦略②「骨盤を立てて安定させる」＋「ときどき寝かせる」が対策となります。

しかし、身体の構造的に、骨盤は「寝かせすぎ～中途半端」の状態にしかなれません。

つまり、戦略②の基本姿勢である「骨盤を立てて安定させる」のほうだけできません。

この場合の対策は、椅子に浅く腰をかけることです。浅く座って足を引くことで、股関節《こかんせつ》を90度未満にすることができますので骨盤を立てて座ることができます。

・もし、家でくつろいでいるときであれば、戦略③「骨盤を寝かせて休ませる」＋「ときどき立てる」が対策となります。

「骨盤を寝かせて休ませる」ことはできます。しかし、身体の構造的に、骨盤を「ときどき立てる」ことはできません。

よって、この場合も同様に、骨盤を「ときどき立てる」ときだけ、椅子に浅く座りなおして足を引き、骨盤を立てることが対策となります。

・もし、長い時間お話を聞かなければならないときであれば、戦略④「骨盤を中途半端にさせる」＋「ときどき寝かせる⇕立てるを交互に」が対策となります。

「骨盤を中途半端にさせる」ことはできます。しかし、身体の構造的に、骨盤を「ときどき寝かせる⇕立てるを交互に」の立てるほうだけできません。

よって、この場合も同様に、「ときどき寝かせる⇕立てるを交互に」をするときだけ、椅子に浅く座りなおして足を引き、骨盤を寝かせたり立てたりすることが対策となります。

このように、さまざまな姿勢・動作における骨盤パターンの特徴を加味して、骨盤の治療戦略を立てるのに役立ててください。

■さまざまな姿勢・動作における骨盤パターンの特徴

姿勢

＊座位

長座位（両足を伸ばした座位）：寝かせすぎ〜中途半端

あぐら：寝かせすぎ〜中途半端

横座り（足を横に崩した座位）：寝かせすぎ〜中途半端（＋挙上《きょじょう》／下制《かせい》・回旋《かいせん》）

正座：中途半端〜立たせすぎ

やわらかい椅子（劇場やソファなど）：寝かせすぎ〜中途半端（＋挙上／下制・回旋しやすい）

低い椅子（股関節90度以上）：寝かせすぎ〜中途半端

高い椅子（股関節90度未満）：　中途半端〜立たせすぎ

背もたれのある椅子（寄りかかる）：寝かせすぎ～中途半端
背もたれのない椅子（寄りかからない）：中途半端～立たせすぎ
椅子で足を組む：寝かせすぎ～中途半端（＋挙上／下制・回旋）
自動車：寝かせすぎ～中途半端（＋挙上／下制・回旋しやすい※アクセル・ブレーキなど片足操作のため）

＊**立位**

背筋が伸びた姿勢：中途半端～立たせすぎ
脱力したねこ背姿勢：寝かせすぎ～中途半端
リュックを背負った姿勢：寝かせすぎ～中途半端
リュックを前で背負う姿勢：中途半端～立たせすぎ
ヒールを履いた姿勢：中途半端～立たせすぎ
休めの姿勢で片足に重心を寄せた姿勢：寝かせすぎ～中途半端（＋挙上／下制・回旋）
片手・片肩でバッグを持った姿勢：中途半端～立たせすぎ（＋挙上／下制・回旋）

動作

＊**立ち上がり**

低い椅子（股関節90度以上）から立つ：寝かせすぎ～中途半端
高い椅子（股関節90度未満）から立つ：中途半端～立たせすぎ

手すりなどを引っぱって立つ：寝かせすぎ〜中途半端
しゃがみ立ち：寝かせすぎ〜中途半端

＊歩行

前ページ、立位と同様（休めの姿勢は除く）

＊階段

昇段（低い段差）：中途半端〜立たせすぎ
昇段（高い段差）：寝かせすぎ＋挙上／下制・回旋
降段：中途半端

＊自転車

・ハンドルの形状　※前傾姿勢の程度つまりサドルの高さとハンドルの位置関係で変わる
ロードレース用ハンドル：寝かせすぎ
オールラウンダーハンドル（T字）：中途半端
セミアップハンドル（手前に曲がっている一般的）：中途半端〜立たせすぎ
・サドルの高さ　※ペダルをこぐときの股関節の角度で変わる
サドルが低い（股関節90度以上）：＋挙上／下制・回旋
サドルが高い（股関節90度未満）：挙上／下制・回旋しない
※骨盤パターンはハンドルの形状とサドルの高さを合わせたものとなります

＊家事（炊事、洗濯、掃除、買物など）やＤＩＹ（Do It Yourself）・日曜大工

下のほうで腰を屈めておこなう作業：寝かせすぎ～中途半端
下のほうで腰を落としておこなう作業：中途半端～立たせすぎ
上のほうで腰を反っておこなう作業：立たせすぎ
上のほうでも台に乗って胸の前でおこなう作業：中途半端～立たせすぎ

＊スポーツ　※すべての骨盤パターンが必要になる動作
左右非対称（主に球技）の運動：寝かせすぎ～立たせすぎ＋挙上／下制・回旋が偏《かたよ》りやすい
左右対称（主に球技以外）の運動：寝かせすぎ～立たせすぎ＋挙上／下制・回旋は偏りにくい

骨盤に関連した悩み①尿の悩み

■いちばん多い尿もれの悩み

ここまでは、本書のテーマである骨盤の傾きや動きから、自分の背骨や股関節の問題点を読み解き、改善する方法をご提案してきました。最後、骨盤に関連した悩みで相談を受けることの多い「尿」と「足」の悩みについてお話ししたいと思います。

骨盤に関連した悩みで多いのが尿もれです。尿もれが起こる原因と対策について解説していきます。

＊骨盤底筋とは

コルセット筋の一つである骨盤底筋《こつばんていきん》（群）は、文字どおり骨盤の底にある筋肉のことを言います。骨盤底筋は膀胱《ぼうこう》、膣《ちつ》（女性だけ）、直腸を支えるために、靭帯《じんたい》でも補強されながら複数の筋肉が重なり合ってハンモック状の形をしています（**図46**）。

骨盤底筋の形状は男女で差があります。

男性は骨盤底筋に開口部が尿道（膀胱）と肛門（直腸）の2つに対して、女性は尿道（膀胱）と膣（子宮）と肛門（直腸）の3つあります。また、女性は出産に適応して骨盤下口《こつばんかこう》が男性よりも

図46 骨盤底筋

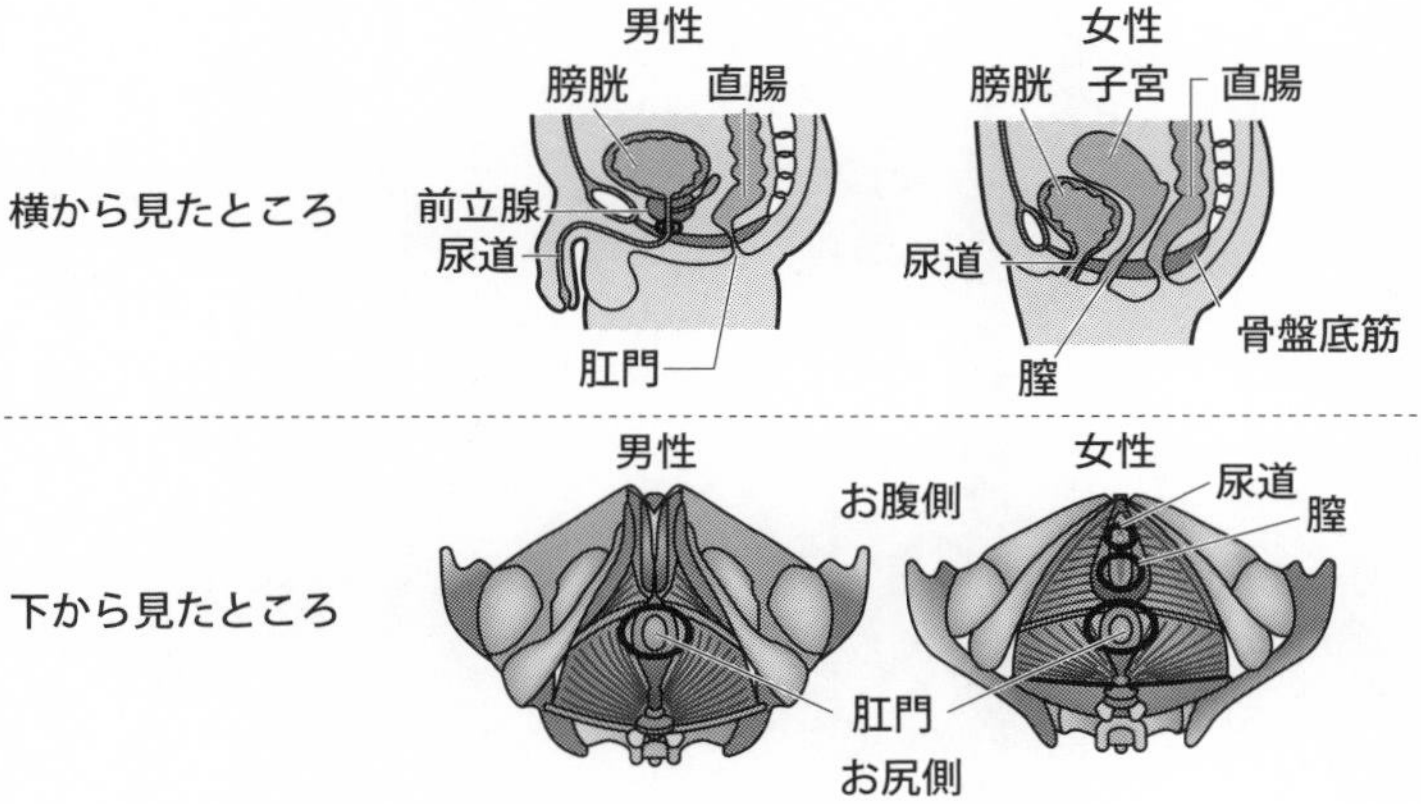

広くなっています。つまり、骨盤底筋の面積も男性よりも女性のほうが大きくなっています。

骨盤底筋には大きく3つの役割があります。

1つ目の役割は姿勢保持。前述のとおり体幹のインナーマッスルの一つを担っています。骨盤の底から内臓を支えつつ、下から腹圧を高め、ほかのコルセット筋とともに背骨と骨盤を安定させる役割をしています。

2つ目の役割は排泄《はいせつ》のコントロール。骨盤底筋の中央部分には尿道と肛門があります。骨盤底筋が収縮や弛緩《しかん》することで、排尿や排便をしたり、我慢したりとコントロールする役割をしています。

3つ目の役割は呼吸。横隔膜《おうかくまく》と骨盤底筋は連動していて、息を吸ったときに横隔膜が下がると骨盤底筋も下がり、息を吐いたときに横隔膜が上がると骨盤底筋も上がるように動きます。直接的ではありませんが、適切な呼吸をおこなうために骨盤底筋は腹圧のコントロールをしています。

■なぜ女性は腹圧性尿失禁になりやすいのか？

尿もれは40歳以上の女性の４割以上が経験しているとされており、悩んでおられる人も多いのではないでしょうか。尿もれにはいくつか種類があるのですが、女性の中で最も多いのが「腹圧性尿失禁《ふくあつせいにょうしっきん》」です。咳《せき》やくしゃみをしたとき、大笑いしたとき、走ったりジャンプをしたりしたとき、重荷を持ち上げたときなど、お腹に力が入った（腹圧がかかった）ときに尿がもれてしまうのが腹圧性尿失禁です。

週１回以上経験している女性は５００万人以上とも言われています。これは骨盤底筋が傷を負ったり、ゆるんだりすることで、尿道を適切に締めることができないことが原因です。

男性では腹圧性尿失禁は少ないのですが、前立腺《ぜんりつせん》の手術後や外傷による尿道損傷後に起こることがあります。ほかにも、急に強い尿意が出て、我慢できずにもれてしまう「切迫性尿失禁《せっぱくせい》」や、尿意はあっても自分では出しにくく、すこしずつもれてしまう「溢流性尿失禁《いつりゅうせい》」などがあります。

切迫性尿失禁は、膀胱機能そのものの障害ではなく、脳や脊髄《せきずい》からの指令がうまく伝わらないなどの問題が原因のため、男女ともに起こり得ます。溢流性尿失禁は、前立腺肥大症などで尿の通り道が閉塞されてもれることが多いので、男性に多く起こります。このように、尿もれと言ってもいくつか種類があるのですが、本書では運動で改善が可能な腹圧性尿失禁についてお話しします。

男性よりも女性のほうが腹圧性尿失禁になりやすい原因は大きく3つあります。

①尿道が短くてまっすぐ、肛門から遠い

女性の尿道の長さは約4センチと短いのですが、男性は陰茎部《いんけいぶ》の長さがあるため約20センチと長くなります。男性は女性の約5倍も尿道が長いことになります。また、開口部に至るまでの尿道の形状にも差があります。男性はS字に曲がっているのに対して、女性はまっすぐです。また、男性は肛門を締めると、一緒に尿道も締まりますが、女性は肛門と尿道の間に膣があるため、肛門を締めても膣の後ろ側が締まるだけで、尿道まで締めることが難しい人が多いです（骨盤底筋を鍛えれば女性も肛門を締める力で尿道を締めることは可能です）。これらのことから、女性は尿が簡単に出やすい構造をしているため尿もれしやすいとなります。

②骨盤底筋が弱い

前述したとおり、男性は骨盤底筋の開口部が2つに対して、女性は3つです。そして、骨盤底筋の面積も男性よりも女性のほうが大きいです。女性はただでさえ骨盤底筋の面積が大きいにもかかわらず、男性よりも開口部が1つ多い訳ですから、構造的に引き締める力が弱くなってしまいます。

③膣・子宮の影響

子宮は膀胱の上にのしかかった状態で存在しており、膣が膀胱に寄り添うように存在しているため、子宮筋腫《しきゅうきんしゅ》などの婦人科疾患に罹《かか》ると子宮が大きくなって膀胱を圧迫してしまうので、尿もれを起こしやすくなります。そして、なんといっても妊娠、出産（経膣分娩）による影響が大きいです。妊娠の際には子宮はとても大きくなりますので膀胱や骨盤底筋を圧迫します。さらに経膣分娩時には胎児が娩出するために、さらに骨盤底筋は引き伸ばされて大きなダメージが加わります。出産回数が増えるとさらに骨盤底筋はゆるんで、筋力が低下しやすいため尿もれのリスクは高くなります。また、加齢に伴い女性ホルモンであるエストロゲンが減少すると骨盤底筋の機能が低下してしまいます。骨盤底筋が弱くなると、尿もれ以外にも子宮や膀胱が身体の外に飛び出す子宮脱や膀胱脱が起こる人もいます。

■男性のオシッコのあとのちょいもれ問題

腹圧性尿失禁が起こるのは、ほとんどが女性であるのは事実ですが、男性も安心はできません。加齢による筋力低下は女性だけの問題ではないからです。男性も同様に骨盤底筋の筋力は低下しますので、尿もれがないというわけではありません。

また、肥満や呼吸器疾患（腹圧が過剰にかかる）、便秘（排便時の強いいきみ）、荷重労働（腹圧がかかる仕事）などによっても、骨盤底筋はダメージを負いやすいため、該当する人は性別にかかわらず腹圧性尿失禁を起こすリスクがあります。

男性は排尿の最後に陰茎をしぼったり振ったりして出しきったあとズボンの中にしまいますが、そのあとで「あっ!?」と下着に「ちょいもれ」してしまった経験をされた方も多いのではないでしょうか。これは男性特有の尿の悩みであって、医学的には「排尿後尿滴下《はいにょうごにょうてきか》」と呼ばれています。

これは、オシッコの勢いが弱いと起こってしまう現象です。男性は尿道が女性よりも長く、S字に曲がっていますので、オシッコの勢いが弱いと途中に残ってしまいやすいのです。若い人でもオシッコ後のちょいもれ経験がある人は少なくないと思います。また、加齢に伴って前立腺肥大があると、尿道が圧迫されてしまいオシッコの勢いが弱くなって、結果的に尿道に尿が残ってしまうということもあります。

オシッコあとのちょいもれの原因として考えられるのは2つ。

①排尿まわりの筋力低下：オシッコの最後に尿を出しきるときに骨盤底筋も含めて「ギュッ」と締めて最後の尿を出しきりますよね？　その排尿に関わる筋力が弱くなっていると出しきれずに尿道の中に尿が残ってしまいます。

②尿の量が少ない：膀胱の中にたまっている尿の量が少ない状態でオシッコをすると勢いが弱くなります。たとえば昔ながらの竹を使った流しそうめんをイメージしてください。普通はまっすぐな竹で下に傾斜させますが、それをジェットコースターのようにS字につくったとします。最初は下って、そのあと上って、また下る形です。このとき流す水がコップ1杯の少ない量だったとすると、水が流れる勢いはゆるやかで、途中のS字の上り坂を越えにくいと思います。しかし、バケツ1杯の大量の水を一気に流すと、水の勢いは激しく、上り坂を越えていきます。このようなイメージです。

対処法は3つ。**①骨盤底筋を鍛える**、**②尿をためてからオシッコをする**、**③S字の上り坂をなくす**です。

①と②はそのままのとおりですが、③については補足します。S字の上り坂の部分をなくすことなんてできるの?と思われるかもしれませんが、意外と簡単にできます。

問題となるS字の下に折れ曲がった部分は、精巣《せいそう》と肛門の間にある会陰部《えいんぶ》にあります。つまり、この会陰部を指で押し上げるだけです。そうすることで、「谷」の部分がなくなりますので、出しきれなかったオシッコを出すことができます。それでも出しきりにくい人は、会陰部を指で押しながら精巣方向へしぼり出すようにするとよいです。オシッコあとのちょいもれが起きやすい人はぜひ試してみてください。

■胸式呼吸になりやすい理由

尿もれや子宮脱、膀胱脱のある人や経産婦の場合、胸式呼吸の人が多いです。なぜかと言うと、これらの症状は骨盤底筋が弱いがために、腹圧が高くなったときに開口部を締めておくことができず、尿や内臓が外に出てしまうというものです。

つまり、腹圧によって開口部を開ける力と、骨盤底筋によって締める力との力比べであって、腹圧のほうが強いがために外に出てしまったというものです。そこで、外に出ないように考えられた対処方法が胸式呼吸です。

前述しましたが、息を吸ったときに横隔膜が下がると骨盤底筋も下がります。これは横隔膜が下がると内臓が押し下げられ、腹圧が高くなることで、お腹は前に膨《ふく》らみ、骨盤底筋は下に膨らむためです。いわゆるリラックスした腹式呼吸の動きです。

尿もれなどを防ぐためには、弱くなった骨盤底筋の締める力よりも腹圧を低くする必要があります。そこで、腹式ではなく胸式呼吸にすることで、息を吸ったときの腹圧を低めに抑えることができます。

腹式呼吸は横隔膜が主体ですが、胸式呼吸は肋間筋《ろっかんきん》が主体で働く呼吸法です。呼吸のときには横隔膜も肋間筋も両方働いているのですが、どちらが主体かという話です。胸式呼吸は、息を吸ったときに肋間筋により肋骨が上に外に大きく広がる呼吸法です。肋骨が上に外に膨らむと、横隔膜は肋骨に付着しているため同様に上と外に引き伸ばされます。横隔膜ドームの屋根がひと回り大きく引き伸ばされたイメージです。そのため、腹腔《ふくくう》は広がり、息を吸ったときに横隔膜が下がる割合が減少します。よって、横隔膜が内臓を押し下げる割合も減少し、腹腔自体も広がっているため、その分だけ腹圧は減り、骨盤底筋が下に膨らむ割合も減るので、尿もれしにくくなるというしくみです。

このような理屈から、尿もれなど骨盤底筋のゆるみで困っている人は、無意識的に経験的に胸式呼吸を選択している人が多いのだと思われます。これは、一時的な尿もれ対策としては理にかなっておりよいことです。外出中などで「オシッコをちょっとしたくなってきたけど、いまは尿もれしたくない！」という場面では、あえて意識的に胸式呼吸で対処するといった使い方もよいと思います。

ただし、長期間続ける場合は話が別です。胸式呼吸は腹式よりも多くの筋肉を使った呼吸となりますので、エネルギー消費の多い呼吸です。そのため、やせたい場合にはいいかもしれませんが、疲れやすい呼吸となります。また、腹圧を高めにくい呼吸ですから、体幹が不安定になってケガや不調をきたしやすい呼吸となります。そのため、長期間でとくに無意識に胸式呼吸をしてしまっている人は改善したほうがいいです。

まずは自分が胸式と腹式のどちらの呼吸をしているかを確認してみましょう。

自分の胸とお腹の両方に手を当ててみて「息を吸ったときに膨らみ」「息を吐いたときにしぼむ」のが胸とお腹どちらのほうが大きく動くかを確認してください。

大きく動くのが「胸ならば胸式呼吸」「お腹ならば腹式呼吸」です。

あと、もうひとつ尿もれ対策をお伝えしておきます。それは、腹圧がかかる前に蓋《ふた》を締めることです。つまり、くしゃみや荷物を持つときなどの直前に、あえて意識して骨盤底筋に力を入れてギュッと締めることです。腹圧性尿失禁で悩まれている人は試してみてください。

ただ、根本的な解決は骨盤底筋を鍛えて尿もれを改善することになります。

■尿もれ改善でケガや不調の予防・改善も

腹圧性尿失禁は、性別や引き起こす要因の違いはあるものの、骨盤底筋が弱くなってしまったことが原因ですから、骨盤底筋を鍛えて強化していきましょう。腹圧が高まったときに、骨盤底筋がしっかり尿道を締めることができれば尿もれはしません。腹圧性尿失禁のほとんどは完全に治したり、症状を改善させたりすることができます。

そして、骨盤底筋が正しく機能し、腹圧を適切に高めることができるようになると、尿もれが

図47　骨盤底筋トレーニング

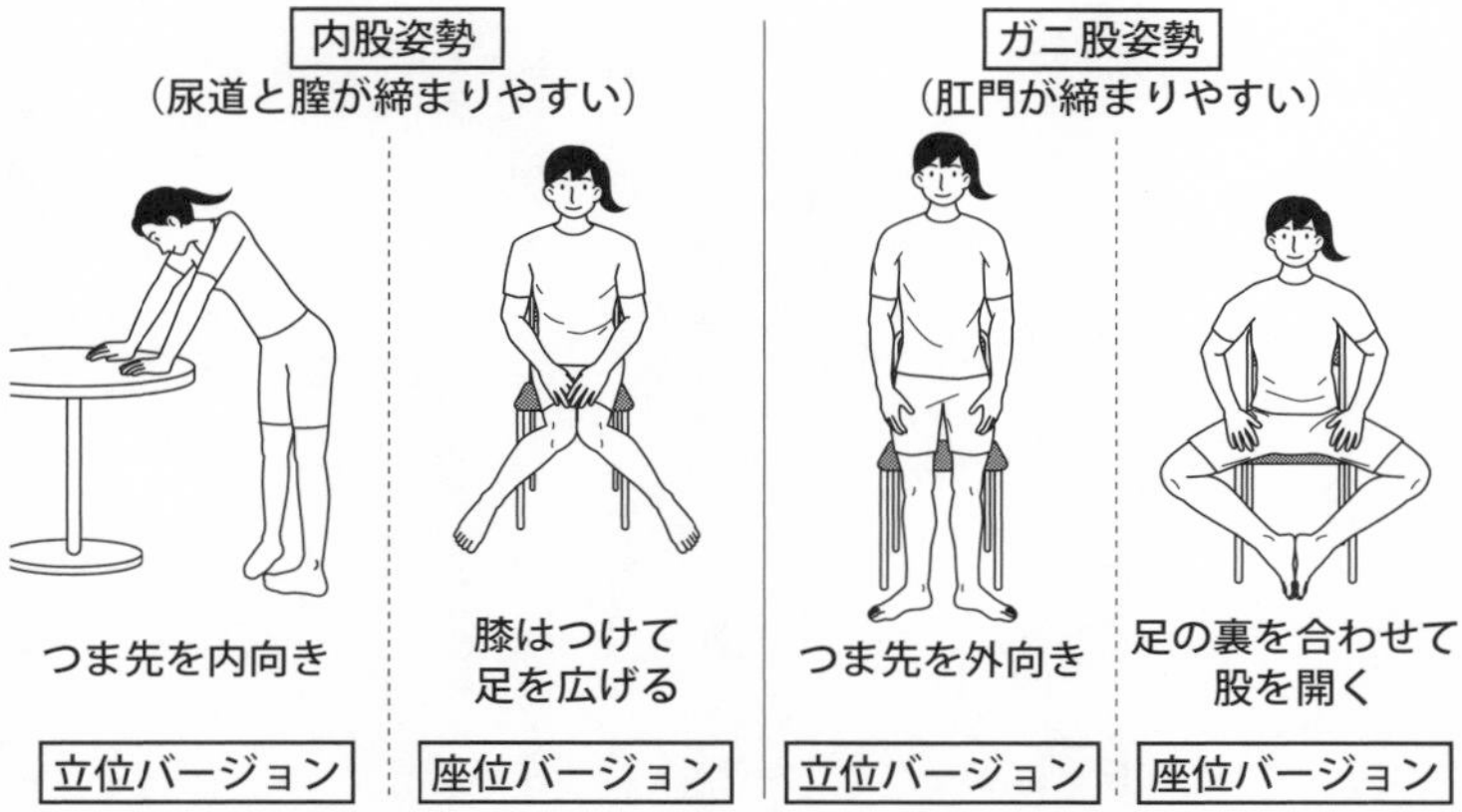

改善するだけではありませんね。前述した、3つの役割（姿勢保持、排泄のコントロール、呼吸）も機能することになります。身体の中心で基盤となる背骨や骨盤が安定し、呼吸機能も適正に機能することは、ケガや不調の予防・改善にもつながります。

＊尿もれの改善方法

骨盤底筋を鍛えて腹圧性尿失禁を改善しましょう（図47）。

姿勢は2種類（内股・ガニ股）

▼内股（尿道と膣が締まりやすい）

立位バージョン：机などを支えにして、背筋を伸ばして、足をハの字に開いて立ち、膝をピンと伸ばして、お尻を突きだします。

座位バージョン：骨盤を立てた状態で股を閉じて椅子に座り、背筋を伸ばす。両膝はつけたまま左右の足の間隔をできるだけ広げます。

▼ガニ股（肛門が締まりやすい）

立位バージョン：背筋を伸ばして立ち、膝をピンと伸ばしたまま、両つま先を外側に向けます。座位バージョン：骨盤を立てた状態で椅子に座り、背筋を伸ばす。両足の裏を合わせて股を開きます。

＊長く「ギューーーッ」の呼吸法について

筋トレではより安全で実践的になるようにブレイシングをしながら力を入れるときに吐くことをご紹介していましたが、ここでは骨盤底筋に対してより効果的な呼吸法をご提案します。同じ筋トレでも、骨盤底筋に対しては呼吸法が異なりますのでご注意ください。

これまでの研究報告から、普通に息を吸ったり、吐いたりするだけでは、腹圧が高くなったりインナーマッスルが強く収縮したりすることはありません。ただし、

・息を吸うときにお腹を凹《へこ》ませたまま胸式呼吸をすると、腹圧は安静時と変わらないが、インナーマッスルは収縮する

・息を吐くときに口笛を吹くように口をすぼめて吐くと、腹圧は高くなり、インナーマッスルも収縮する

とされています。

よって、「お腹を凹ませたまま胸式吸気⇕口すぼめ呼気を繰り返す」ことで、効果的に骨盤底筋を鍛えられ、横隔膜や腹横筋、多裂筋（コルセット筋）も鍛えることができます。

この呼吸法でエクササイズをおこないましょう。

＊エクササイズは2種類

▼長く「ギューーーッ」

〈呼吸法：お腹を凹ませたまま胸式吸気⇕口すぼめ呼気を繰り返す〉

①内股のときはオシッコを途中で止める感じで膣（女性のみ）を長く「ギューーーッ」と締めたまま。

ガニ股のときは肛門を長く「ギューーーッ」と締めたまま。

②息を吸いながら3秒間、息を吐きながら6秒間キープします。

③力を抜いて5～10秒間ほどリラックスします。※脱力が大切、メリハリが効果的です

※とにかく持続的に力を入れることがポイントです。

▼短く「ギュッギュッギュッ」

〈息を「フッフッフッ」と短く3回吐くのに合わせて、骨盤底筋も短く3回「ギュッギュッギュッ」と力を入れる〉

①内股のときはオシッコを途中で止める感じで膣（女性のみ）を短く「ギュッギュッギュッ」と締める。

ガニ股のときは肛門を「ギュッギュッギュッ」と締める。

②そのあと、3～5秒間ほどリラックスします。

※とにかく瞬発的に力をギュッと入れることがポイントです。

スイッチをオン・オフするかのように骨盤底筋を素早く3回収縮・弛緩を繰り返す。メリハリが効果的です。

＊尿もれ改善に効果的な手順

まずは内股とガニ股で骨盤底筋の前側と後ろ側がそれぞれ収縮できているかを実感できるようにしましょう。

前記の「内股」姿勢で、長く「ギューーーーッ」とする練習と、短く「ギュッギュッギュッ」とする練習を交互に繰り返すのを1セットとして、5回おこないましょう。

次に「ガニ股」姿勢でも、長く「ギューーーーッ」とする練習と、短く「ギュッギュッギュッ」とする練習を交互に繰り返すのを1セットとして、5回おこないましょう。

1セット5回を1日3回できればいいですが、続けられることがいちばん大切です。1日1回でもいいので続けていきましょう。

立位と座位バージョンで姿勢を変えておこなうと効果的ですが、これもやりやすいほうだけでもいいです。

骨盤に関連した悩み②足の悩み

■まっすぐじゃない脚が恥ずかしい？

骨盤に関連した悩みについて、尿もれのほかに多いのがO脚やX脚など下半身の問題です。これについても簡単に原因と対策を解説していきます。

足を正面から見たときアルファベットの「O（オー）」の形のように見える足を一般的にO脚と言います。

また、足の外観が「X（エックス）」の形に見える足はX脚と言われています。

O脚やX脚という見た目の問題で悩んでいる方はたくさんいらっしゃるかと思います。病院でも自分の足がO脚やX脚のため、見せるのが恥ずかしいという患者さんは少なくありません。見た目としてまっすぐな足のほうがよいという気持ちは男女共通です。

O脚は、医学的には内反膝《ないはんしつ》と言います。太ももの骨（大腿骨《だいたいこつ》）に対してスネの骨（脛骨《けいこつ》）が内側に傾いた状態にあることを指します。膝《ひざ》の内側に荷重がかかることから、内側の軟骨がすり減りやすいです。歩き方はガニ股になってしまうことがあります。

X脚は、医学的には外反膝《がいはんしつ》と言います。太ももの骨（大腿骨）に対してスネの骨（脛骨）が外側に傾いている状態です。そのため膝の外側の軟骨がすり減りやすいです。歩き方は内股になってしまうことがあります。

ただ、このO脚かX脚かの判断は簡単なようで意外と難しいです。正確にはレントゲンやCTを撮って判断するものだからです。さらに何が原因でO脚やX脚になっているかを判断することはもっと難しいです。

病院では、内反膝や外反膝は大腿脛骨角（FTA：femoro tibial angle）というもので判断します。立った状態でレントゲンを撮り、大腿骨の中央を通る線と脛骨の中央を通る線が交差する外側の角度のことを言います。

大腿脛骨角の正常な角度（日本人の場合）は176度くらいとされています。研究報告によって多少の差はありますが、すこしだけ外反しているのが正常ということになります。また、男性175〜178度、女性172〜176度と女性のほうが、外反が強い傾向にあります。

この大腿脛骨角が180度を超える、つまりまっすぐよりも大きくなると内反膝（いわゆるO脚）となります。

逆に大腿脛骨角が170度以下になると外反膝（いわゆるX脚）となります。

後述する大腿骨骨頭部の頸体角《けいたいかく》という角度の影響で大腿骨はまっすぐではなく、すこし斜め内側に傾いている構造をしています。そのままでは自然に立ったときに両足がぶつかってしまいます。そのため、脛骨のところですこし外側に傾きを戻して足をまっすぐつけるように進化したなどと考えられています。

また、女性の骨盤は男性よりも横に広いため、この大腿脛骨角をすこし小さくして、つまり外反をすこしだけ強めることで足を閉じても普通に立てるように進化の過程で調整されてきたのかもしれません。

女性のほうが外反膝（いわゆるX脚）になるリスクが2倍高いという報告がありますが、生活習慣だけでなく、このような骨格の差による影響から生じている可能性も考えられます。

■O脚、X脚の改善法

＊O脚、X脚の簡単なチェック方法

先に述べたとおりO脚、X脚はレントゲンやCTでなければ正確に判断することは難しいのですが、気になっている人も多いと思いますので、簡単なチェック方法をお伝えします。

精度を高めるために、①〜③の3種類のチェックをおこなってください。さらに④では普段の自分に当てはまるものをチェックしてください。

①〜④で当てはまる項目が多ければ多いほど、自分の足が正常か、O脚かX脚かの可能性が高いと判断してください。

左右差も確認してください。右足だけO脚という人もいます。

➡チェック①

裸足で両足のかかととつま先をそろえて、まっすぐ立ちます。

図48 O脚X脚のチェック法

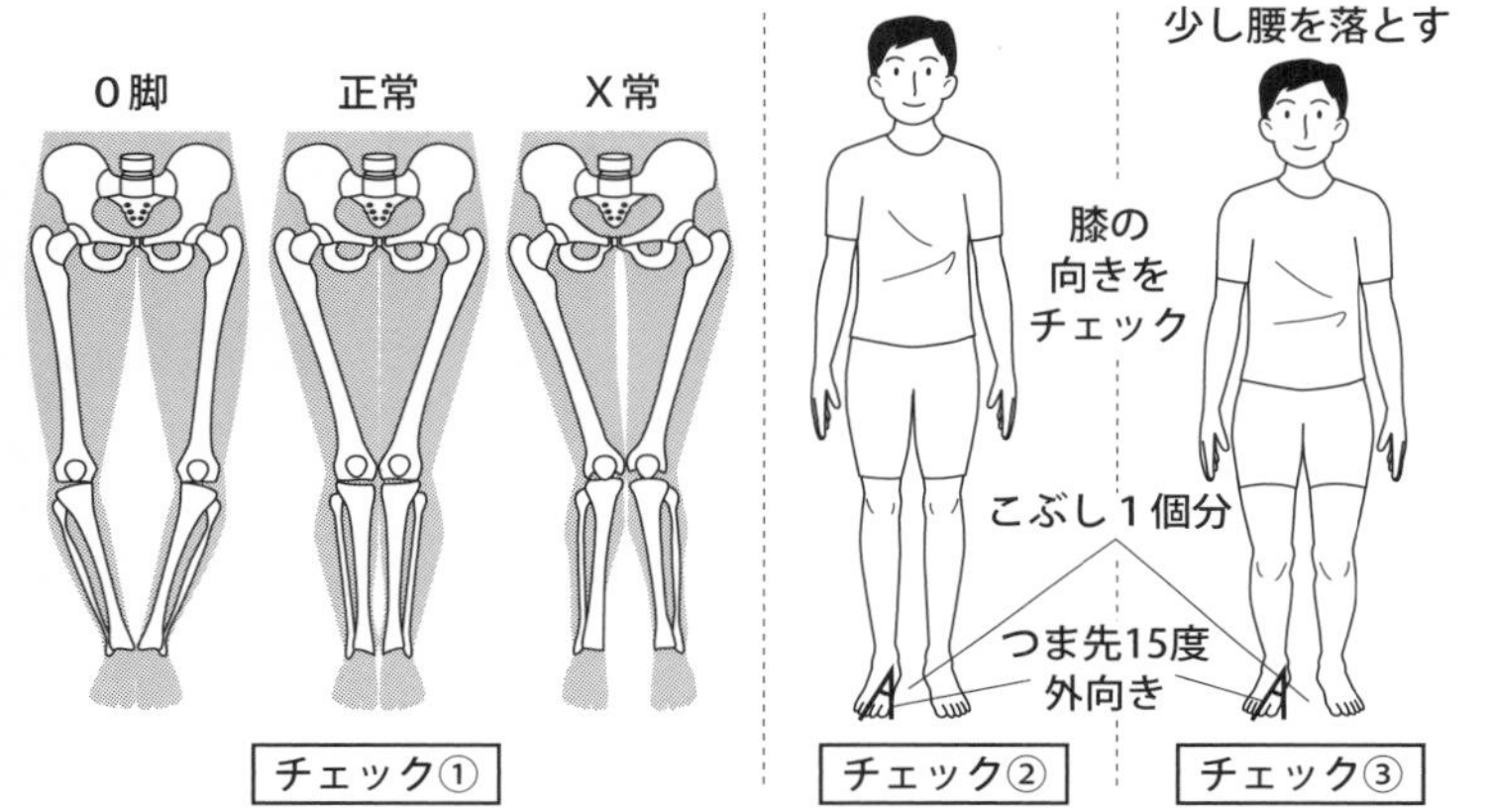

・左右の「太ももの内側」「膝の内側」「ふくらはぎ」「内くるぶし」が接している場合⟶正常の可能性が高い

・左右の「内くるぶし」は接するが、「太ももの内側」「膝の内側（2横指以上）」「ふくらはぎ」に隙間ができている場合⟶O脚の可能性

・左右の「太ももの内側」「膝の内側」は接するが、「ふくらはぎ」「内くるぶし」に隙間ができている場合⟶X脚の可能性

⬇**チェック②**（図48）

裸足でまっすぐ立って、両足のかかとをこぶし1つ分開き、つま先を15度ほど外側に開く。

・膝のお皿がまっすぐに正面を向いている場合⟶正常の可能性が高い

・膝のお皿が外側を向いている場合⟶O脚の可能性

・膝のお皿が内側に向いている場合⟶X脚の可能性

⬇チェック③（図48）

②の状態で、背筋を伸ばして正面を向いたまま（上半身はなるべくそのままで）、腰を落としながら膝を曲げる。

・膝がまっすぐに正面を向いたままの場合⟶正常の可能性が高い
・膝が外側に向かって開く場合⟶O脚の可能性
・膝が内側に向かって閉じる場合⟶X脚の可能性

⬇チェック④

・正常の可能性が高くなる要因：「骨盤がゼロポジション」「靴底のかかとの後ろ～すこし外側がすり減っている」「座位や歩行のとき膝の向きが正面」
・O脚の可能性が高くなる要因：「骨盤が後傾（ねこ背）」「靴底の外側のほうがすり減っている」「座位や歩行のときガニ股」
・X脚の可能性が高くなる要因：「骨盤が前傾（反り腰）」「靴底の内側のほうがすり減っている」「座位や歩行のとき内股」

＊O脚、X脚の改善方法

みなさんO脚、X脚のチェックはどうだったでしょうか？　見た目として気になる部分ではあると思いますが、何か不調が生じているわけではなければ個人差がありますから「ふーん、そうなんだぁ」程度に思っておいてください。

ですが、やはり改善したいという人もいると思いますので、簡単にだけお話ししておきます。改善するためには、O脚やX脚になってしまう原因を理解しなければなりません。たとえば、O脚の人であれば膝が外側を向いている状態ですから、膝を内側に向ける筋肉（内旋筋や内転筋）よりも外側に向ける筋肉（外旋筋や外転筋）のほうが強いか、硬いか、その両方かが考えられます。それが原因で外側に引っぱられてO脚になっているという理屈です。

骨盤チェックで股関節の外旋や外転の関節可動域は十分なのに、内旋や内転は硬くなっている人がそうです。また、筋力では股関節の外旋筋や外転筋と比較すると、内旋筋や内転筋のほうが弱いという人がそうです。

よって、改善方法は硬くなっている外旋筋や外転筋をストレッチして、弱い内旋筋や内転筋を筋トレすることとなります。ただ、これはあくまで目安程度にしていただけたらと思います。なぜなら、O脚やX脚の原因は複雑だからです。

膝そのものに問題がある場合だけでなく、背骨や股関節、足関節のいずれかに問題があれば、運動連鎖によって膝の内反や外反に影響を及ぼすからです。背骨が根源であれば背骨を改善しなければO脚やX脚は治りませんし、股関節が根源なら股関節を、足関節なら足関節を、という具合です。

さらにその原因は長年の生活習慣や姿勢、歩き方、靴などが原因となっていることもあります。複雑ですよね。

また、このあとお話ししますが、骨そのものの変形が原因、つまり先天性（生まれつき）や後天性（変形性関節症など）の場合は、残念ながらどちらも運動では改善できません。つまり、「治せるO脚、X脚」と「治せないO脚、X脚」があります。だから、短絡的に改善方法を示すことは難しいのです。

本書のメインテーマではないため、より詳しく知りたいという方や専門家の方は、すべてを網《もう》羅《ら》してはいませんがこのあとのコラムを参考になさってください。ただ基本的には骨盤チェックで問題があったところを治せば、背骨や股関節が原因の「治せるO脚、X脚」については自然に改善しているはずですから、細かいことは考えずに、まずは本書の流れに沿って取り組んでいきましょう。

■より詳しく知りたい方のための補足コラム

＊あなたのO脚やX脚は骨の問題？　生活習慣の問題？

▼脛骨の骨自体の問題

O脚やX脚の原因が、脛骨というスネの骨自体の変形による場合があります。

出生時から歩きはじめのほとんどの幼児はO脚です。それは、生まれたときから脛骨は内弯（内側に弯曲）と内捻（内側に捻転《ねんてん》）しているためです。それが、成長とともに脛骨が外弯、外捻していき2～3歳ごろからむしろX脚になります。そして、X脚が進行していったあと再度収束してきて、多くの子どもは5～6歳頃に大人と同じ脛骨の形に戻ります。これは成長過程で起こる正常な現象です。

しかし、何らかの原因で骨の成長（内側だけとか外側だけとか）が阻害されると、脛骨の内弯や内捻、外弯や外捻の状態のまま脛骨が成長してしまうことがあります。その場合、脛骨の骨自体が変形している影響によってO脚やX脚、内股歩きやガニ股歩きをしてしまうことがあります。これは「治せないO脚、X脚」です。

それでは脛骨の内弯と外捻の簡単なチェック方法をお伝えしますので参考になさってください。

脛骨内弯：脛骨粗面（膝のお皿の下にある出っぱった骨）から足首までのスネの骨が内側に弯曲している状態

・確認方法：脛骨粗面が正面を向くようにして、スネの角ばった骨を足首のすこし上までたどっていく。

多少の内弯は正常範囲

脛骨外捻：脛骨粗面から足首に向かうにつれ脛骨が外側にねじれている

・確認方法：床に膝を伸ばして座り脛骨粗面を真上に向ける。外くるぶしと内くるぶしを結んだ線と地面とのなす角度が13～18度外旋位（外くるぶしの方が下）が正常範囲（研究報告によって差がありますので参考程度に）。つま先はすこし外側を向く。

13度未満だと脛骨が内側にねじれている。この場合つま先が内側を向きやすい。

18度以上だと脛骨が外側にねじれている。この場合つま先が随分と外側を向きやすい。

▼足関節の問題

O脚やX脚の原因が足関節による場合があります。

いわゆる足関節を医学的にいうと距腿《きょたい》関節です。下腿《かたい》（脛骨と腓骨《ひこつ》）と距骨（脛骨の下にある骨）からなる関節です。さらに距骨下関節と言って、距骨とかかとの骨の間にも関節があります。

足関節の運動軸は外くるぶしと内くるぶしを結んだ線になります。自分の足を見ていただくとわかりますが、外くるぶしは内くるぶしよりも後下方に位置しています。そのため、運動軸も後下方の斜め方向になっています。内くるぶしから見ると約20度ほど後ろに傾いて、さらに約8度ほど下に傾いて軸をつくっています（研究報告によって差がありますので参考程度に）。足関節はこの斜めの軸の回転で動くということです。つまり、つま先をパタパタと上げ下げするときの動きは下腿に対してまっすぐではありません。つま先を上げるときは、つま先は外側を向き、つま先を下げるときは、つま先は内側を向くのが正しい動きです。

実際につま先を上げたり下げたりしてみてください。下腿と同じ一直線上で上げ下げするよりも、上げたとき外、下げたとき内を向くほうが自然で動かしやすいことを実感できると思います。

さて、足関節の軸は斜めというのはご理解いただけたかと思いますが、今度は足関節を固定した状態での下腿の傾きについて考えてみましょう。と、その前に、すこし脱線します。足関節の動きの流れを受けて、傾きの話をする前に、足が地面についた状態（足関節は固定）での下腿の動きについて先にお話しします。足を地面につけて下腿を前後に動かす動きと言えば、イメージしやすいのはスクワットの動きでしょうか。

よくスクワットのときの常識として、膝とつま先の向きを同じにしないとケガしやすいという情報を見たり聞いたりしたことはないですか？　この常識とされている情報は正しいでしょうか？　勘《かん》のよい人はすでに疑問に思われたかもしれませんが、足関節の軸が斜めなわけですから膝とつま先がまっすぐ同じ方向を向くというのは自然な動きではありません。

試してみていただければわかりますが、足の親指に体重をかけにくくなります。スクワットで腰を下ろしたとき、自然な動きをした場合はつま先の向きよりも膝がすこし内側に入った動きになります。膝のお皿が足の親指～親指の内側縁に来るくらいすこし内側に入った状態のほうが足の親指に重心もかかるし、自然にできると思います。

自然にできるということは、このほうが力を発揮しやすいということです。つまり、ジャンプするときも、着地するときも膝がすこし内側に入ったほうがパフォーマンスは向上しやすいということです。これも自分で試してみてもいいですし、体操やバレーボール、バスケットボール、重量挙げなどスポーツ選手のジャンプや着地のときの映像を見ていただくとわかります。ほんの僅かで一瞬のことなのでスロー再生やコマ送りをして確認していただくとご納得いただけると思います。

ただ、勘違いしていただきたくないのは、膝がもっと内側に入ってしまう現象（Knee in‐Toe out と言います）はケガのリスクがありますからダメです。逆に膝がつま先よりも外側に出る動き（Knee out‐Toe in と言います）もダメです。内でも外でも行きすぎはダメです。スクワットの動きは運動でも日常生活の中でもたくさんおこなっています。人間の動きにおいてとても重要な基本中の基本ですから、スクワットは膝のお皿が足の親指〜親指の内側にくるくらいすこし内側を意識していただくことをおすすめします。

話を戻します。足が地面についた状態での下腿の傾きについてです。まず、立った状態で下腿が傾かずにまっすぐであるときは、足関節の軸は斜めになっています。これはもう大丈夫ですね。では、足関節の軸が斜めではなく平らになってしまった場合やもっと斜めになってしまった場合はどうなるでしょうか？

実際にやってみましょう。両足の隙間をすこしだけ開けて立ってください。

内くるぶし同士を近づけようとしてみてください。これは、扁平足《へんぺいそく》のように土踏まずのアーチが低い人やかかとの骨が外反している状態です。内くるぶしの高さは下がり、外くるぶしの高さは上がりますので、足関節の軸が地面と平行に近くなった状態です。

すると相対的に下腿は内側に傾いて、内旋します。その影響で股関節も内側に寄り、内旋します。つまり、膝のお皿は内側を向き、X脚のように外反します。さらに荷重連鎖は上へと続き、骨盤は前傾し、反《そ》り腰になります。

今度は内くるぶし同士を離そうとしてみてください。つまり、足の外側（小指側）で体重を受けて立っている人やかかとの骨が内反している状態です。内くるぶしの高さは上がり、外くるぶしの高さは下がりますので、足関節の軸がもっと斜めになった状態です。

すると相対的に下腿は外側に傾いて、外旋します。その影響で股関節も外側に広がり、外旋します。つまり、膝のお皿は外側を向き、O脚のように内反します。さらに骨盤は後傾し、腰椎の前弯が減少（ねこ背）と荷重連鎖が起こります。

このように足関節の問題からO脚やX脚に波及することもあります。ただ、上記は正常の関節において多く当てはまる話になります。足や膝や股関節のいずれかに変形がある場合は当てはまらないこともあります。変形の状態によっては真逆の荷重連鎖が起こることもありますのでご参考までに。

▼大腿骨の骨自体の問題

続いては、大腿骨という太ももの骨自体の変形（股関節）が原因でO脚やX脚になるという話です。
頚体角：大腿骨が骨盤にはまっている先端の部分はぐねっと曲がっています。そこを大腿骨頚部と言います。そしてその曲がった角度のことを頚体角と言います。レントゲンを撮ることで計測することができます（**図49**）。

この頚体角は年齢とともに角度が変わってきます。

幼児期には約１３５度とやや大きめですが、成人では約１２５度、高齢者では約１２０度が平均となります。

報告によってすこし差がありますので目安の角度となります。また、個人の中でも左右とも同じ場合もあれば、違う場合もあります。

図49　股関節　頸体角

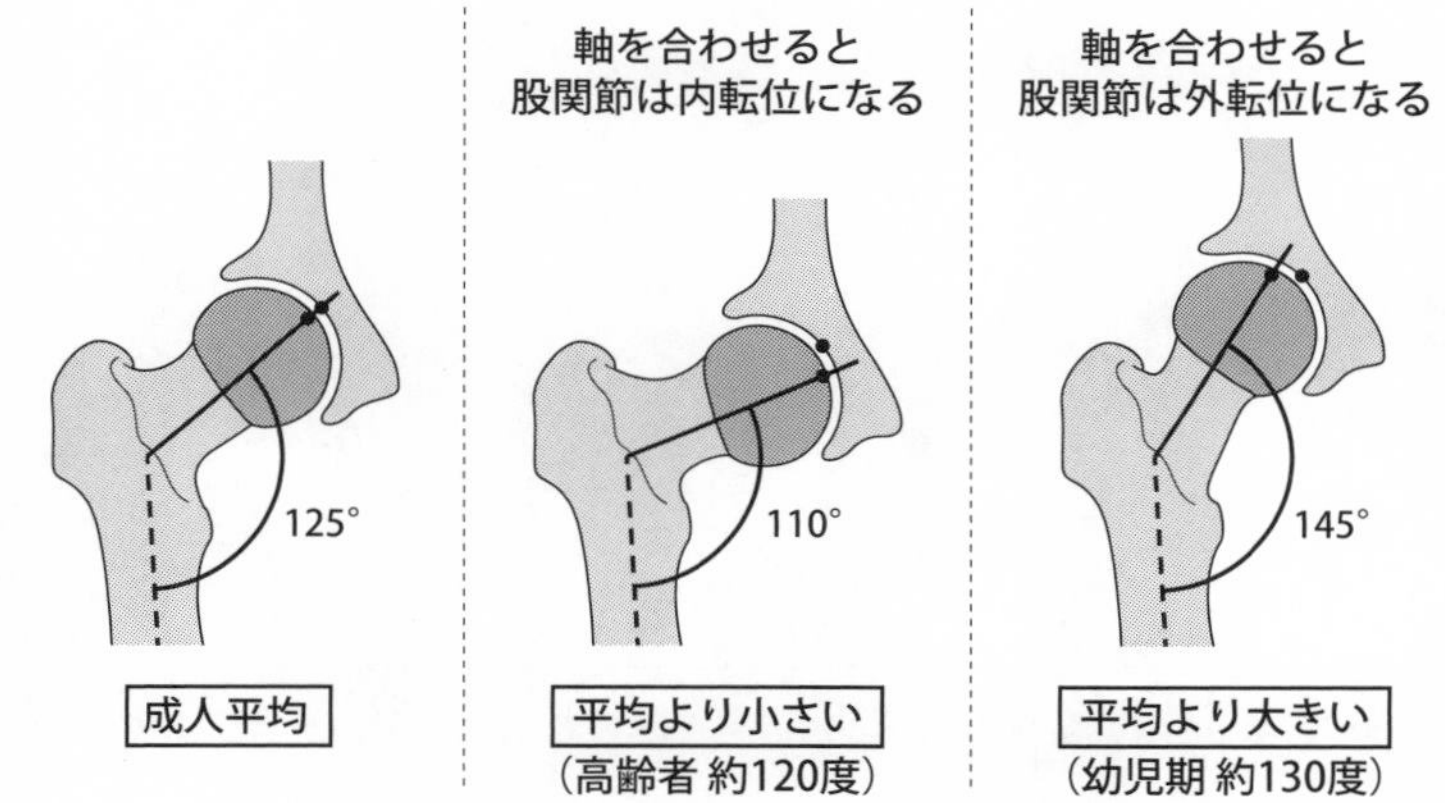

頸体角が平均より大きい（あまり曲がっていない）と骨盤にぶつかりにくくなるため可動域は広くなります。子どもを想像していただくと合点がいくと思います。逆に言うとゆるいと言えますので筋肉を鍛えて安定させることが大事となります。骨盤との適合性の関係から股関節は外転しやすく、O脚になりやすいです。

頸体角が平均より小さい（曲がりが強い）と骨盤にぶつかりやすくなるため可動域は狭くなります。高齢者を想像していただくと合点がいくと思います。安定していると言えば安定していますが、いつも股関節の同じ場所に荷重ストレスが加わってしまったり、骨盤とぶつかったりすることで、痛みや変形を誘発するリスクは高いと言えます。骨盤との適合性の関係から股関節は内転しやすく、X脚になりやすいです。

前捻角《ぜんねんかく》：大腿骨を上から見ると大腿骨頸部は前に

図50　股関節　前捻角

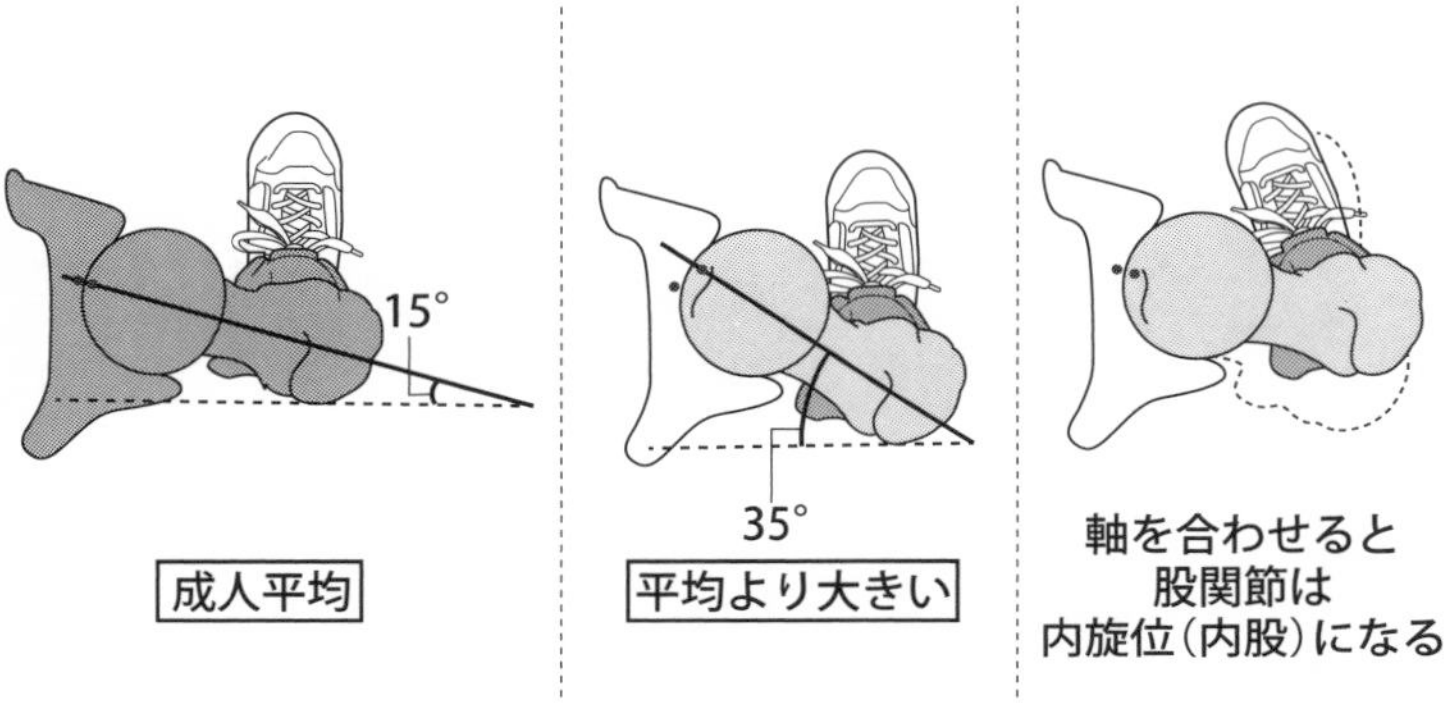

ねじれた構造をしています。その角度のことを前捻角と言います。具体的には膝を正面に向けたときの横軸と大腿骨頸部の軸との角度のことです。前捻角は生後から成長するにつれ減少していきます。生後は40度前後ありますが、成人になると10〜15度になります（図50）。

頸体角と同様に報告によってすこし差がありますので目安の角度となります。また、左右とも同じ場合もあれば、違う場合もあります。正確にはCTを撮ることで計測することができます。

前捻角が大きいと大腿骨は内旋しやすく（膝が内向き）、割座（正座から両すねを八の字に開きお尻を床につけた姿勢）は得意だけど、あぐらは苦手になります。

前捻角が小さいと大腿骨は外旋しやすく（膝が外向き）、あぐらは得意だけど、割座は苦手となります。

前捻角には性差があるという報告が多く、男性よりも女性のほうが大きいとされています。つまり、骨格的に女性は内旋しやすいため内股になりやすく、男性は外旋しやすいためガニ股になりやすいと言えます。

ここまでは骨自体の影響について述べてきましたが、骨格だけでなく生活習慣の性差も影響すると考えられます。床に座るとき女性は割座、男性はあぐら、椅子に座るとき女性は股を閉じる、男性は股を開く、という人が多いことも姿勢には関係します。女性は骨盤が大きいため、左右の足の間隔が男性より広いです。

つまり、女性が股を閉じて座るということは、男性が股を閉じて座るよりも大きく内側に閉じなければなりません。ただでさえ骨格的に内股になりやすいのに、さらに内股方向に力を入れた生活となっていることも女性に内股が多いことに影響していると考えられます。

＊年齢を重ねると男女の差はなくなる？

骨盤から下の下半身について男性と女性で差があることをお話ししてきましたが、このような調査結果もあります。加齢に伴い骨盤は後傾、大腿脛骨角は増加、前捻角は減少しやすいというものです。そしてその傾向はとくに女性に多く見られるというものです。

つまり、下半身に関して女性は、加齢に伴い骨盤は後傾して膝は曲がり、X脚からO脚になり、内股からガニ股になりやすい傾向にあるということです。若いときは男女で差があっても、高齢になると男性も女性も同じような下半身になりやすいということです。臨床《りんしょう》においてたくさんの足を診《み》てきていますが、経験的にもこの結果と同じ経過をたどる方が多いです。

このことについて、考え方をすこし変えてみると、性差があるうちは若い証拠とも言えます。ときどき悩みすぎてストレスを抱えている方もいらっしゃいますので、もし痛みや不調が現時点でないのであれば、自分の下半身のラインについては「若い証拠」とポジティブに捉えるのもひとつかと思います。

不調の原因は骨盤の歪《ゆが》みにあり、骨盤を立てた姿勢がよいという思いこみの呪縛《じゅばく》は解けましたでしょうか。ときに思いこみは真実を見えなくしてしまうことがあります。思いこみは自分の考えですから、そのときどきによって変化する不確かなものです。普通や常識とされるような思いこみでも間違っていることはあります。いわば思いこみがあなたにウソをついてしまっている可能性があるわけです。

しかし、骨盤は上半身と下半身をつなぐ骨格の中心に物理的に実存している確かなものです。そのときどきで変化することのない骨ですからウソはつきません。身体の状態に合わせて従順に傾いたり動いたりするだけです。それが骨盤です。

だから不調の本当の原因は「骨盤」が教えてくれますし、治療法も「骨盤」に注目することで、自分で改善することができます。

本書でご紹介した「骨盤チェック」で自分の身体のどこに原因があるのかを発見できたかと思います。そして、その原因に対する効果的な「骨盤改善エクササイズ」と「骨盤の治療戦略」を実践していくことで、すこしずつ健康的な身体を取り戻すことができるはずです。

もちろん数日で改善できればいいですが、身体のしくみからして、さすがに数日で柔軟性や筋力を一気に向上させることは難しいです。不調を抱えた期間が長ければ長いほど時間はかかります。それでも1ヵ月続けていただければ、身体がよい方向に変化していることを実感できるはずです。

ただ、病気とは違って、普段の過ごし方やちょっとしたクセが原因で、すこしずつ身体が歪み、機能が低下していって生じた不調ですから、医療従事者である私がお手伝いできることは残念ながら少ないです。

本書のように原因と治《なお》し方をご提案することはできますが、実際にエクササイズや戦略を実践していくのはあなた自身だからです。自分でつくった不調ですから、それを治せるのは自分以外にはいません。だから、改善するまで継続することができるかがいちばん重要なポイントとなります。

しかし「その継続が難しい!」という方が多いのも事実です。そこで、最後に患者さんにもお話ししている三日坊主にならないためのコツをお伝えしたいと思います。

ある場面において人がどのような行動を起こすかは、過去に似た状況でとった行動に大きな影響を受けるという科学的な根拠があります。人は過去の経験を通じて自分自身に対するイメージを持っていて、そのイメージを基に行動を起こしやすいというものです。

たとえば、目前で言い争いが起こったときに、過去に仲裁に入って事を収めてきた人は、自分自身に正義感の強い人間というイメージを持っています。そのため、同じ状況に遭遇したときには、再び仲裁に入る行動をとりやすくなります。しかし、あえて深入りせずに遠目で見てきた人は、過去の経験から同じように言い争いが収まるのを待とうとします。

つまり、運動が長続きしない人は、過去にも運動を始めてみたけど途中で止めてしまった経験がある人と言えます。無意識のうちに自分に対して「私は運動が長続きしない人間」というイメージを持ってしまっています。そのため「私は運動を継続できる人間」というイメージに変える必要があります。

「面倒くさいな」「ダラダラしたいな」「明日やればいいか」と思ったときに、たったの1種目だけでも、1回だけでも、10秒だけでもいいのでエクササイズをおこなうようにしましょう。所定の回数でなくてもよいので、行動を起こすことを優先してみましょう。

それを繰り返していくことで「面倒くさくてもやれる人間」「運動を継続できる人間」と自分自身に対するイメージが変わってくると、三日坊主の自分も変えることができます。また、たとえ1回だけのつもりでも、やる気物質のドーパミンが分泌されると、ついつい所定の回数まで遂行してしまうという嬉しい誤算が生じることもあります。

とにかく、1ヵ月はたったの1回だけでもいいので毎日おこなうように心がけましょう。自分自身へのイメージが変われば、未来の自分も変えられます。

本書の出版にあたり、私の非力により長い月日を要したのにもかかわらず最後まで一貫して支持してくださいました、さくら舎の古屋信吾さん、猪俣久子さん、また、制作・販売に関わってくださったみなさまに心から感謝を申しあげます。そして、いつも私を成長させてくださる患者さん、理想の上司である横田一彦先生・緒方徹先生、お世話になっている東京大学医学部附属病院のみなさま、千葉県福祉ふれあいプラザのみなさまにも心から感謝を申しあげます。最後に、いつも支え合い助け合いながら苦楽を共にしている私の宝物である家族に感謝します。
数多くある本の中から本書を手に取っていただき、そして最後までお読みいただき、本当にありがとうございました。みなさまが骨盤の力を借りて不調知らずの健康な身体を手に入れられますことを心から願っております。

山口正貴《やまぐちまさたか》

著者略歴

東京大学医学部附属病院リハビリテーション部理学療法士。１９８０年、東京都に生まれる。東京理科大学理学部在学中にぎっくり腰をわずらい、リハビリテーションに関心を持つ。大学卒業後、理学療法の道へ進み、２００５年に理学療法士免許取得、東京大学医学部附属病院に入職。２００７年より千葉県福祉ふれあいプラザ介護予防トレーニングセンターで予防事業を兼任する。理学療法士として医療・予防業務にたずさわるかたわら、腰痛の研究を開始。２０１６年の研究論文で日本理学療法士学会の第８回優秀論文表彰で優秀賞を受賞。
著書には『「ねたままストレッチ」で腰痛は治る！』（集英社）、『姿勢の本』『背骨の医学』（以上、さくら舎）などがある。

骨盤《こつばん》・股関節《こかんせつ》の医学《いがく》
——すべての不調《ふちょう》・痛《いた》みを治療改善《ちりょうかいぜん》！

二〇二三年四月一二日　第一刷発行

著者　山口正貴《やまぐちまさたか》
発行者　古屋信吾
発行所　株式会社さくら舎　http://www.sakurasha.com
東京都千代田区富士見一-二-一一　〒一〇二-〇〇七一
電話　営業　〇三-五二一一-六五三三　ＦＡＸ　〇三-五二一一-六四八一
編集　〇三-五二一一-六四八〇　振替　〇〇一九〇-八-四〇二〇六〇
装丁　石間　淳
装画　Science Photo Library／アフロ
本文組版　株式会社システムタンク（白石知美）
印刷・製本　中央精版印刷株式会社

©2023 Yamaguchi Masataka Printed in Japan
ISBN978-4-86581-382-1

本書の全部または一部の複写・複製・転訳載および磁気または光記録媒体への入力等を禁じます。これらの許諾については小社までご照会ください。
落丁本・乱丁本は購入書店名を明記のうえ、小社にお送りください。送料は小社負担にてお取り替えいたします。なお、この本の内容についてのお問い合わせは編集部あてにお願いいたします。定価はカバーに表示してあります。

さくら舎の好評既刊

山口正貴

姿勢の本

疲れない！痛まない！不調にならない！

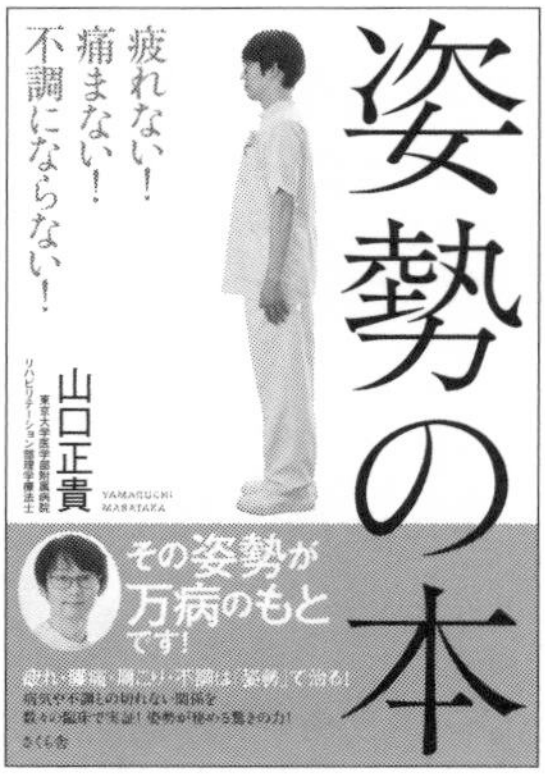

その姿勢が万病のもと！　疲れ・腰痛・肩こり・不調は「姿勢」で治る！　病気や不調との切れない関係を臨床で実証！　姿勢が秘める驚きの力！

1500円（＋税）

定価は変更することがあります。

さくら舎の好評既刊

山口正貴

背骨の医学

すべての疾患は背骨曲がりから

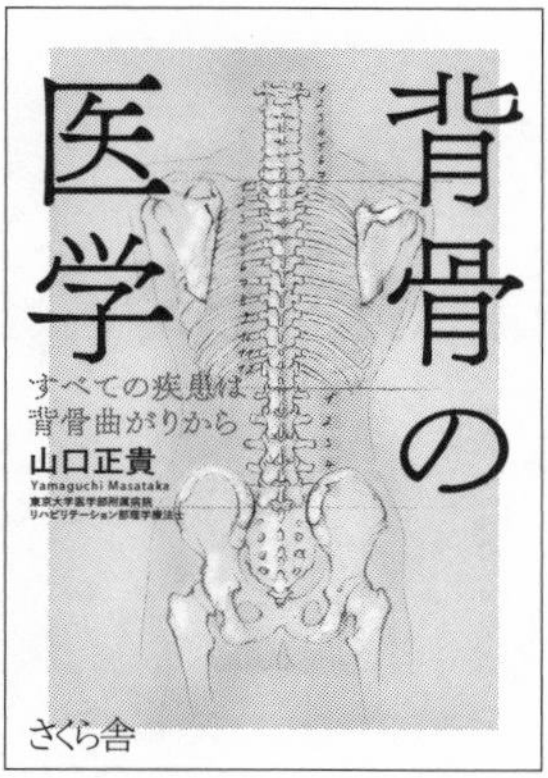

臨床実績と医学的エビデンスで立証！　背骨が全健康をささえている！　背骨を守る方法のすべて！　現役の臨床家だから、ここまで言える！

1800円（＋税）

定価は変更することがあります。